《药品使用科学监管实用手册》系列丛书

脑卒中治疗用药

风险管理手册

中国药品监督管理研究会药品使用监管研究专业委员会◎组织编写

赵志刚　武明芬◎主编

中国健康传媒集团
中国医药科技出版社

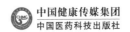

图书在版编目（CIP）数据

脑卒中治疗用药风险管理手册 / 赵志刚，武明芬主编；中国药品监督管理研究会药品使用监管研究专业委员会组织编写 . -- 北京：中国医药科技出版社，2025. 3

（《药品使用科学监管实用手册》系列丛书）

ISBN 978-7-5214-4874-0

Ⅰ. R743.05-62

中国国家版本馆 CIP 数据核字第 2024K88K74 号

策划编辑 于海平　**责任编辑** 曹化雨　宋　川

美术编辑 陈君杞　**版式设计** 也　在

出版　**中国健康传媒集团** | 中国医药科技出版社

地址　北京市海淀区文慧园北路甲 22 号

邮编　100082

电话　发行：010-62227427　邮购：010-62236938

网址　www.cmstp.com

规格　787×1092 mm $^{1}/_{32}$

印张　9 $^{1}/_{4}$

字数　190 千字

版次　2025 年 3 月第 1 版

印次　2025 年 3 月第 1 次印刷

印刷　北京侨友印刷有限公司

经销　全国各地新华书店

书号　ISBN 978-7-5214-4874-0

定价　45.00 元

获取新书信息、投稿、为图书纠错，请扫码联系我们。

内容提要

本书为《药品使用科学监管实用手册》系列丛书之一，主要从脑卒中治疗用药指南评价、用药方案解读、药品储存、临床使用管理等方面阐述药品的信息、风险点、风险因素及管控措施等内容。

本书可供医师、药师和护师参考使用。

丛书编委会

本书编委会

主　　编 赵志刚　武明芬

编　　委（按姓氏笔画排序）

王　莹　田　沛　刘　娟　关颖卓
李志平　杨　瑞　吴东盼　邹　颖
张　培　张　萌　张许萌　陈　頔
陈文伟　孟庆莉　段宝京　姜海伦
郭　浩　郭嫦娥　蔡　玥

医学审稿 丁玉峰　马　超　王　娜　王建青
史录文　白银亮　华国栋　刘　韶
刘洪涛　刘焕龙　麦海燕　李　伟
李晋奇　杨宏昕　杨建华　沈　素
沈承武　张　兰　张　鹏　张月琴
张四喜　张亚同　张家兴　陈　孝
陈艳玲　林　阳　罗　璨　金　敏
周本宏　侯锐钢　姜德春　黄振光
彭明丽　董占军　韩　磊　温红萍
蔡　爽　蔡本志

策　　划 北京北方医药健康经济研究中心

监　　制 中国药品监督管理研究会
药品使用监管研究专业委员会

序

新时代，在我国创新驱动战略背景下，新药审评速度加快，新药上市层出不穷，给患者带来更新更快的治疗服务。但是，我国药品监管力量依然薄弱，科学合理审评面临巨大挑战。中国药品监管科学研究是为确保公众用药安全、有效、合理，不断提高公众健康水平而开展的一系列探索所形成的理论，以及手段、标准和方法。党中央、国务院高度重视药品安全，在监管体制改革、法规建设、基础建设等方面采取了一系列有力措施。随着我国经济社会发展步入新的时代，人民生活不断提高，公众对药品安全有效保证的要求不断增长，对药品的合理使用也更加关注。一旦药品安全发生问题，如不能迅速有效的妥善解决，不仅会威胁群众生命安全和社会安全，给群众和社会造成不可挽回的损失，严重时甚至会引发社会的不稳定。广大药师必须牢记保护和促进公众健康的初心和使命，努力建设强大的科学监管体系，同时必须大力推进监管科学发展与进步，进而实现药品科学监管。

目前，中国制药企业众多，中西药产品数目庞大，在中国加强药品使用风险评估与管理十分必要。参考先进国家新药监管经验，追踪国际最新研究动态，促进中国药品监督管理部门与医疗行业从业人员及患者社会之间的协作、沟通、交流，进而建立符合中国实际情况具有中国特色的药品使用风险监测评估管理体系，对于我们医疗从业人员来说，任重而道远。丛书针对以上现状，从药品进入医疗机构中的各环节作为切入点，分别列举各环节药品的风险，提出相应的管理措施，并对已知风险、未知风险和信息缺失内容予以标明，形成一部药品风险管理过程中的实用手册。作为我国药品风险管理相关的第一套按疾病治疗类别分册的专业书籍，以期为药品的临床使用风险管理提供参考依据，减少或避免用药风险，推动药品合理使用，促进医疗资源优化。力争成为医师、药师和护师的日常药品临床使用风险管理的专业口袋书。

医疗机构作为药品使用的最主要的环节，也是药品风险高发的区域，药品管理法对其药事管理提出明确要求，包括“医疗机构应当坚持安全有效、经济合理的用药原则，遵循药品临床应用指导原则、临床诊疗指南和药品说明书等合理用药，对医师处方、用药医嘱的适宜性进行审核。”这就要求药师在药品管理和合理用药指导等方面具有相应的技术能力并有据可依。本丛书按照疾病治疗类别分册介绍，从药品概述，药品遴选、采购与储存环节风险管理，临床使用管理，特殊患者使用管理和用药教育等多方面药品的信息、风险点、风险因素等进行梳理。本丛书旨在为医师、药师和护师提供用药指导和帮助，确保患者安全用药、降低药品风险，实现广大民众健康水平不断提高的崇高目标。在此特别撰文推荐。

谨此。

原国家食品药品监督管理局局长

中国药品监督管理研究会创会会长

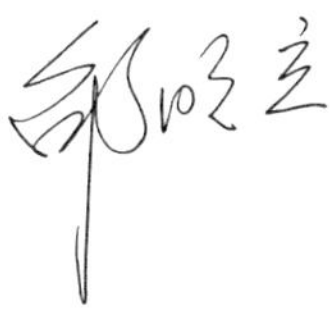

2022 年 7 月 28 日于北京

编写说明

2017年6月中国国家药监部门加入ICH，开始加快接受并实施ICH相关技术指导原则的步伐。ICH E2系列指导原则的全面实施，将推动我国制药企业及医疗机构对药物研发、审批与上市后阶段药物安全和药物风险管理（PV）的认识和关注，也使得理解并建立PV体系、培养PV人才的迫切性和必要性日渐凸显。2019年新修订《药品管理法》也为药物警戒和药品风险监测提供了法律支撑。药品使用风险管理是一项非常艰辛的工作，药物风险管理评价，用于高风险药物识别、风险来源判断和风险干预，是患者用药安全的根本保障。

作为一名几十年工作在一线临床服务的老药师，一直希望在上市药品准入、临床用药风险管控上编写一套管理工具式的实用丛书，以分析及寻找用药发生危险的根本原因，并制定相应的解决问题的措施，能从根本上解决药品使用管理中的突发问题，既可减少医师、药师、护师的个人差错，更能寻找临床治疗冰山之下的风险因素，使同样的问题不再发生，将处于萌芽状态的风险苗头从根源处消灭。

《药品使用科学监管实用手册》系列丛书的出版，为我国临床医师、药师和护师提供了一部临床实用且可操作的指导用书，详细说明了药品在医疗机构使用过程中各环节存在的风险和风险因素并提出相应的管理措施；立意独特创新，编写过程始终坚持人民健康至上；依照现行有关法规编写，基于循证证据、运用质量高、时效性强的文献，保障内容的权威性；根据各类别药品特性编写内容及表现形式，重点提示有风险点的环节；包括更多临床用量大、覆盖率高的药物。

药品使用风险管理是一个新学科，是药物警戒的重要组成部分，是公众用药安全的重要保障，是我国药品科学监管领域的重要课题；药品使用风险管理不是简单的用药指南，也不同于以往的不良反应监测或合理用药的概念，而是涵盖了药品的研究、生产、流通、使用的全部过程，是各阶段互相结合的、宏观的、系统的认知；因此，丛书在新时代编写的意义重大，为保障公众用药的安全，减少伤害，降低医患风险提供强大的专业支撑。丛书设计合理，组织严密，在国家卫健委、国家药监局的指导下，在众多医院药学先锋的探索下，借鉴国际药品风险管理安全目标与实践经验，强化信息技术监管和质量环（PDCA）、品管圈、模式分析、根本原因分析等多种管理学习与应用，医、药、护人员的风险管理能力会逐步提升，全国医院临床药学的整体管理水平也会更上一层楼。

希望未来，我国在药品风险管理体系建设方面再接再厉，逐步提升中国药师价值，也进一步优化药师队伍，持续强化上市后药品风险管理培训，双轮驱动，相辅相成，定能帮助患者及医务人员营造一个更安全的医疗环境。

胡　欣

2022年8月1日于北京

前言

脑卒中作为一种常见的脑血管疾病，其高发病率、高致残率和高死亡率依然严重威胁着全球人类的生命健康，我国是脑卒中高发国家，每年有超过200万的新发卒中病例。药物治疗作为脑卒中治疗与预防的核心策略，涵盖了溶栓、抗血小板、抗凝、脱水降颅压、调脂稳定斑块、神经保护及脑功能改善等多类药物。然而，当前用药风险管理体系尚待完善，药物不良事件时有发生，这无疑对治疗效果与患者安全构成了潜在威胁。为积极应对这一挑战，全面提升脑卒中治疗用药的安全性，我们邀请国内专家精心编纂了《脑卒中治疗用药风险管理手册》。

本书编写基于对当前脑卒中治疗领域权威指南的深入研究和综合分析。我们精心筛选了国内外多个知名机构发布的脑卒中治疗相关指南，包括中华医学会神经病学分会发布的《中国急性缺血性卒中诊治指南2023》《中国缺血性卒中和短暂性脑缺血发作二级预防指南2022》《中国重症卒中管理指南

2024》等。同时，我们也汲取了国际上的宝贵智慧，如美国心脏协会/美国卒中协会（AHA/ASA）及欧洲卒中组织（ESO）发布的系列指南，不仅全面汇总了指南中的推荐用药及其等级，更运用循证医学的方法对指南质量进行了严谨评价，对推荐意见进行了深入解读，力求精准呈现脑卒中治疗的最新研究成果与最佳实践方案。

在编写过程中，我们聚焦于脑卒中治疗药物的临床使用风险，系统梳理和分析各类药物的疗效、安全性及潜在不良反应，提出了一系列针对性的风险控制策略。我们编写的目标在于为读者提供更为科学、合理的用药指导，助力读者精准选药、安全用药，从而有效降低患者的治疗风险与并发症发生率。

本书的内容同时涵盖了脑卒中治疗用药的多个方面，包括联合用药的风险控制、不合理用药的风险控制等核心内容。我们希望通过这些内容的介绍，能够提升读者对脑卒中治疗用药风险管理的认识和重视，促进临床用药的规范化和标准化。

本书的编写得到了众多专家的鼎力支持与悉心指导。在此，我们向所有为本书付出辛勤工作的专家和学者致以最诚挚的感谢与崇高的敬意。同时，我们也期待广大读者能够积极反馈意见和建议，共同推动脑卒中治疗用药风险管理水平的提升。

编 者

2024 年 12 月

目录

第一章 脑卒中治疗指南

第二章

脑卒中治疗用药概述

第三章

临床使用风险管理

第一章

脑卒中治疗指南

第一节　脑卒中治疗用药指南推荐

一、缺血性卒中治疗用药指南推荐

1. 国内缺血性卒中治疗指南

我国脑卒中流行病学表现为高发病率、高复发率、高致残率、高病死率等特点。在我国脑血管病住院患者中，约83%为缺血性卒中，年复发率为9.6%~17.7%。检索2019年至2024年12月公开发表的国内缺血性卒中临床管理相关文献，以“卒中”、“缺血”、“指南”为关键词检索医脉通、中国知网（CNKI）、万方（Wanfang）、丁香园等平台。结果见表1-1国内缺血性卒中治疗指南。

2. 国外缺血性卒中治疗指南

检索2019年至2024年10月（因国外指南更新较快，故选择近5年）公开发表的国外缺血性卒中临床管理相关文献，以“stroke”、“ischemic”、“guideline”为关键词检索pubmed、医脉通、中国知网（CNKI）、万方（Wanfang）、丁香园等平台，国外缺血性卒中治疗指南见表1-2。

表 1-1　国内缺血性卒中治疗指南

指南名称	发布机构	药物类别	推荐意见	推荐等级
中国卒中学会急性缺血性卒中再灌注治疗指南 2024	中国卒中学会（2024 年）	溶栓药物（替奈普酶、阿替普酶、重组人尿激酶原）	1. 急性缺血性卒中患者如美国国立卫生研究院卒中量表（NIHSS）评分 ≥ 4 分，无论年龄，在已知发病后 4.5h 内可开始治疗，均应考虑使用替奈普酶或阿替普酶进行静脉溶栓治疗	Ⅰ类推荐，A 级证据
			2. 急性缺血性卒中患者如 NIHSS 评分 ≥ 4 分，无论年龄，在已知发病后 4.5h 内可开始治疗，可以考虑使用瑞替普酶或 rhPro-UK 进行静脉溶栓治疗	Ⅱa 类推荐，B 级证据
			3. 对于发病时间明确为 4.5~9h，NIHSS 评分 4~26 分，且存在 CT 或 MRI 上梗死核心 / 低灌注不匹配的缺血性卒中患者，推荐对不适合或未计划进行机械取栓的患者使用阿替普酶进行静脉溶栓治疗	Ⅰ类推荐，A 级证据

续表

指南名称	发布机构	药物类别	推荐意见	推荐等级
中国卒中学会急性缺血性卒中再灌注治疗指南 2024	中国卒中学会（2024 年）	溶栓药物（替奈普酶、阿替普酶、重组人尿激酶原）	4. 对于醒后或距最后正常时间已超过 4.5h，MRI 检查提示 DWI–FLAIR 不匹配的缺血性卒中患者，推荐对不适合或未计划进行机械取栓的患者使用阿替普酶进行静脉溶栓治疗	I 类推荐，A 级证据
			5. 对于醒后且在从睡眠中点起时间在 9h 内，NIHSS 评分 4~26 分，CT 或 MRI 检查提示存在梗死核心 / 低灌注不匹配的缺血性卒中患者，推荐对不适合或未计划进行机械取栓的患者使用阿替普酶进行静脉溶栓治疗	I 类推荐，B 级证据
			6. 对于 NIHSS 评分 ≥ 6 分、发病时间 4.5~24h 内，前循环 LVO 且灌注成像提示梗死核心 / 低灌注不匹配，但无法进行机械取栓的急性缺血性卒中患者，推荐使用替奈普酶 0.25mg/kg 进行静脉溶栓治疗	I 类推荐，A 级证据

续表

指南名称	发布机构	药物类别	推荐意见	推荐等级
中国急性缺血性卒中诊治指南 2023	中华医学会神经病学分会；中华医学会神经病学分会脑血管病学组（2024 年）	改善脑循环药物（丁苯酞、尤瑞克林）	在临床工作中，依据 RCT 研究结果，个体化应用丁苯酞、尤瑞克林	Ⅱ类推荐，B 级证据
		神经保护剂（依达拉奉右莰醇、胞二磷胆碱、银杏内酯、银杏二萜内酯葡胺）	1. 神经保护剂的疗效和安全性尚需要开展更多高质量临床试验进一步探索	Ⅰ类推荐，B 级证据
			2. 在临床工作中，依据 RCT 研究结果，个体化应用依达拉奉右莰醇、银杏内酯以及银杏二萜内酯葡胺	Ⅱ类推荐，B 级证据
		抗血小板药物（阿司匹林、氯吡格雷、替格瑞洛、替罗非班）	1. 不符合静脉溶栓或血管内机械取栓适应证且无禁忌证的缺血性卒中患者，在发病后尽早口服阿司匹林。急性期后可改为预防剂量	Ⅰ类推荐，A 级证据
			2. 阿司匹林等抗血小板药物应在溶栓 24h 后开始使用	Ⅰ类推荐，B 级证据
			3. 如果患者存在其他特殊情况（如合并疾病需要），在评估获益大于风险后可在阿替普酶静脉溶栓 24h 内使用抗血小板药物	Ⅲ类推荐，C 级证据

续表

指南名称	发布机构	药物类别	推荐意见	推荐等级
中国急性缺血性卒中诊治指南 2023	中华医学会神经病学分会；中华医学会神经病学分会脑血管病学组（2024 年）	抗血小板药物（阿司匹林、氯吡格雷、替格瑞洛、替罗非班）	4. 对不能耐受阿司匹林者，可考虑选用氯吡格雷等抗血小板药物治疗	Ⅱ类推荐，C 级证据
			5. 未接受静脉溶栓治疗的轻型卒中患者（NIHSS 评分≤ 3 分），在发病 24h 内应尽早启动双抗治疗并维持 21d，降低发病 90d 内的卒中复发风险，应观察出血风险	Ⅰ类推荐，A 级证据
中国急性缺血性卒中诊治指南 2023	中华医学会神经病学分会；中华医学会神经病学分会脑血管病学组（2024 年）	抗凝药物（普通肝素、低分子肝素类肝素、口服抗凝剂和凝血酶抑制剂）	1. 大多数急性缺血性卒中患者，不推荐无选择地早期进行抗凝治疗	Ⅰ类推荐，A 级证据
			2. 伴心房颤动的急性脑卒中患者，评估卒中复发和出血风险后，可早期启动新型抗凝剂进行个体化抗凝	Ⅱ类推荐，B 级证据
			3. 特殊情况下溶栓后还需抗凝治疗患者，应在 24h 后使用抗凝剂	Ⅰ类推荐，B 级证据

续表

指南名称	发布机构	药物类别	推荐意见	推荐等级
中国急性缺血性卒中诊治指南 2023	中华医学会神经病学分会；中华医学会神经病学分会脑血管病学组（2024 年）	溶栓药物（阿替普酶、替奈普酶、瑞替普酶、尿激酶）	1. 符合静脉溶栓指征条件下，遵循静脉溶栓优先原则	Ⅰ类推荐，A 级证据
			2. 发病 4.5h 内的患者，应按照适应证、禁忌证和相对禁忌证严格筛选患者，尽快给予阿替普酶或替奈普酶治疗	Ⅰ类推荐，A 级证据
			3. 发病 6h 内，可严格根据适应证和禁忌证给予患者尿激酶静脉溶栓	Ⅱ类推荐，B 级证据
			4. 静脉溶栓治疗是实现血管再通的重要方法，应尽快进行，尽量将患者从入院到接受静脉溶栓治疗的时间（Door to Needle Time，DNT）控制在 60min 以内	Ⅰ类推荐，A 级证据

续表

指南名称	发布机构	药物类别	推荐意见	推荐等级
中国急性缺血性卒中诊治指南 2023	中华医学会神经病学分会；中华医学会神经病学分会脑血管病学组（2024 年）	中成药（中成药、针刺治疗）	1. 中成药和针刺治疗急性缺血性卒中的疗效尚需更多高质量随机对照试验（Randmized Controlled Trial，RCT）研究进一步证实	Ⅰ类推荐，B 级证据
			2. 可根据 RCT 研究结果，结合患者情况个体化运用	Ⅱ类推荐，B 级证据
		降脂药物（阿托伐他汀、瑞舒伐他汀）	1. 急性缺血性卒中发病前服用他汀类药物的患者，可继续使用他汀类药物治疗	Ⅱ类推荐，B 级证据
			2. 在急性期根据患者年龄、性别、卒中亚型、伴随疾病及耐受性等临床特征，确定他汀类药物治疗的种类及强度	Ⅱ类推荐，C 级证据

续表

指南名称	发布机构	药物类别	推荐意见	推荐等级
中国重症卒中管理指南 2024	中华医学会神经病学分会；中华医学会神经病学分会脑血管病学组（2024 年）	抗血小板药物	重症或大面积脑梗死患者若无禁忌证，可考虑单药抗血小板治疗，不推荐双联抗血小板治疗，个体化治疗有待研究	Ⅱ类推荐，C 级证据
		抗凝药物	心源性重症或大面积脑梗死患者应评估卒中复发和出血风险，个体化处理；对于出血高风险患者，建议在发病 2 周后酌情启用抗凝治疗	Ⅱ类推荐，C 级证据
		溶栓药物	1. 目前尚缺乏针对重症脑梗死患者静脉溶栓的 RCT，有待进一步研究	Ⅰ类推荐，C 级证据
			2. 发病 4.5h 内的患者，如果其 NIHSS 评分＞25 分或影像学结果显示大面积缺血改变，充分评估风险获益比后，个体化考虑是否给予静脉溶栓	Ⅱ类推荐，C 级证据

续表

指南名称	发布机构	药物类别	推荐意见	推荐等级
脑梗死急性期中西医结合诊疗专家共识	北京中西医结合学会神经内科专业委员会（2024 年）	中成药（神经保护剂）类：（抗血小板聚集药、健脾化湿药、清热凉血药、活血化瘀药、疏肝理气药、利湿降浊药）	脑梗死急性期采用辨证分型，在分型基础上，进行中西医结合治疗	强推荐，A 级证据
		中成药（抗血小板）类：（抗血小板聚集药、健脾化湿药、清热凉血药、活血化瘀药、疏肝理气药、利湿降浊药）	使用双抗后不能控制的保守治疗的进展性脑卒中，酌情选用一种抗血小板聚集药，在原治疗基础上加用健脾化湿药及清热凉血药	强推荐，GPS
			脑梗死急性期所有证型都应同时加用具有抗血小板、溶栓及抗凝作用的活血化瘀类中成药	强推荐，A 级证据

续表

指南名称	发布机构	药物类别	推荐意见	推荐等级
脑梗死急性期中西医结合诊疗专家共识	北京中西医结合学会神经内科专业委员会（2024年）	中成药（溶栓）类：（抗血小板聚集药、健脾化湿药、清热凉血药、活血化瘀药、疏肝理气药、利湿降浊药）	1. 中西医结合治疗于动静脉溶栓或介入取栓治疗前	强推荐，B级证据
			2. 溶栓和取栓后24~48h的患者，再次辨证后，根据证型进行中西医结合治疗	弱推荐，B级证据
			3. 不具备动静脉溶栓或血管内取栓适应证的脑梗死急性期患者，应早期辨证分型后进行中西药结合治疗	强推荐，B级证据
		中成药（降脂）类：（抗血小板聚集药、健脾化湿药、清热凉血药、活血化瘀药、疏肝理气药、利湿降浊药）	伴有明显肝肾功能损伤的病例，建议慎用（或选用）他汀类药物，同时加用疏肝理气、利湿降浊药	强推荐，GPS

续表

指南名称	发布机构	药物类别	推荐意见	推荐等级
急性缺血性卒中血管内治疗中国指南2023	中国卒中学会，中国卒中学会神经介入分会，中华预防医学会卒中预防与控制专业委员会介入学组（2023年）	抗血小板药物［血小板糖蛋白Ⅱb/Ⅲa受体拮抗剂（替罗非班）］	1. 考虑病因为大动脉粥样硬化型前循环急性大血管闭塞患者中，经筛选后，进行急诊血管内治疗术前静脉使用替罗非班可能是安全的	Ⅱb类推荐，B级证据
			2. 急诊血管内治疗术中进行了球囊扩张或支架成形术的患者，经筛选后，在术中给予血小板糖蛋白Ⅱb/Ⅲa受体拮抗剂可能是安全的	Ⅱb类推荐，B级证据
			3. 急诊血管内治疗患者，不建议在术中无选择地静脉注射肝素或阿司匹林，可能会增加风险；可在少数特殊患者评估风险获益比后使用	Ⅲ类推荐，B级证据
		抗凝药物	对于心房颤动导致的急性缺血性卒中，急诊血管内治疗后，经评估后可在发病早期启动抗凝治疗	Ⅱa类推荐，B级证据

续表

指南名称	发布机构	药物类别	推荐意见	推荐等级
急性缺血性卒中血管内治疗中国指南 2023	中国卒中学会，中国卒中学会神经介入分会，中华预防医学会卒中预防与控制专业委员会介入学组（2023 年）	溶栓药物（替奈普酶，阿替普酶）	1. 当符合静脉阿替普酶溶栓标准时，建议接受静脉溶栓治疗，同时桥接血管内治疗，不应等待静脉溶栓效果	Ⅰ类推荐，A 级证据
			2. 发病 6h 内适合血管内治疗的前循环大血管闭塞患者，在无静脉溶栓禁忌时，可以考虑选择替奈普酶，而非阿替普酶，但仍需进一步的随机试验证据证实	Ⅱb 类推荐，B 级证据
			3. 急诊血管内治疗成功开通血管后，对部分适合的患者评估风险获益比后，可选择动脉内阿替普酶溶栓治疗，但仍需随机对照试验进一步证实	Ⅱb 类推荐，B 级证据
		降脂药物	血脂异常（过高或过低）均与不良预后相关，急性缺血性卒中后应积极评估血脂以指导降脂及二级预防治疗	Ⅱa 类推荐，B 级证据

续表

指南名称	发布机构	药物类别	推荐意见	推荐等级
中国缺血性卒中和短暂性脑缺血发作二级预防指南 2022	中华医学会神经病学分会；中华医学会神经病学分会脑血管病学组（2022 年）	抗血小板药物（阿司匹林、氯吡格雷、阿司匹林和双嘧达莫复方制剂、西洛他唑、替格瑞洛、吲哚布芬）	1. 推荐给予口服抗血小板药物而非抗凝药物，预防卒中及其他心血管事件的发生	Ⅰ类推荐，A 级证据
			2. 阿司匹林或氯吡格雷单药均可作为首选抗血小板药物。阿司匹林和缓释型双嘧达莫或西洛他唑联用，均可作为阿司匹林和氯吡格雷的替代药物	Ⅱ类推荐，B 级证据
			3. 不推荐常规长期应用阿司匹林联合氯吡格雷或三联抗血小板治疗	Ⅰ类推荐，A 级证据

续表

指南名称	发布机构	药物类别	推荐意见	推荐等级
中国缺血性卒中和短暂性脑缺血发作二级预防指南2022	中华医学会神经病学分会；中华医学会神经病学分会脑血管病学组（2022年）	抗凝药物［低分子肝素、维生素K拮抗剂（华法林）、新型口服抗凝剂（达比加群/利伐沙班/阿哌沙班及依度沙班）、吲哚布芬］	1. 合并非瓣膜性心房颤动的患者，无论是阵发性、持续性还是永久性心房颤动，均推荐口服抗凝药物以减少卒中复发	Ⅰ类推荐，B级证据
			2. 合并非瓣膜性心房颤动的患者，推荐使用华法林［国际标准化比值（International Normalized Ratio，INR）：2.0~3.0］或新型口服抗凝剂，预防血栓栓塞再发	Ⅰ类推荐，A级证据
			3. 合并左心室血栓的患者，推荐使用华法林抗凝治疗至少3个月（INR：2.0~3.0），以降低卒中复发的风险	Ⅰ类推荐，B级证据
			4. 同时合并心房颤动和癌症的患者，积极治疗原发病的基础上，可考虑使用新型口服抗凝剂替代华法林，以预防卒中复发	Ⅱ类推荐，B级证据

续表

指南名称	发布机构	药物类别	推荐意见	推荐等级
中国缺血性卒中和短暂性脑缺血发作二级预防指南2022	中华医学会神经病学分会；中华医学会神经病学分会脑血管病学组（2022年）	中成药（灯盏生脉胶囊）	中成药对缺血性卒中的疗效需更多高质量RCT进一步证实，根据具体情况决定选用	Ⅱ类推荐，B级证据
		降脂药物（他汀类、依折麦布、PCSK9抑制剂）	1. 对于Ldl - C水平≥2.6mmol/L的非心源性缺血性卒中患者，推荐给予高强度他汀治疗	Ⅰ类推荐，A级证据
			2. 合并颅内外大动脉粥样硬化的非心源性缺血性卒中患者，推荐给予高强度他汀治疗，需要时可联合依折麦布	Ⅰ类推荐，A级证据
			3. 对于他汀不耐受或他汀治疗有禁忌证的患者，根据Ldl - C水平目标值，可考虑使用PCSK9抑制剂或依折麦布	Ⅱ类推荐，B级证据
			4. 合并高胆固醇血症的患者，启用他汀类药物4~12w后，应根据空腹血脂水平和安全性指标评估治疗效果和调整生活方式，之后每3~12m评估药物治疗的依从性和安全性	Ⅰ类推荐，A级证据

续表

指南名称	发布机构	药物类别	推荐意见	推荐等级
老年缺血性脑卒中慢病管理指南	中国老年学和老年医学学会；湖北省中医院；武汉大学中南医院（2022 年）	抗血小板药物（阿司匹林、氯吡格雷、替格瑞洛、吲哚布芬）	1. 对于非心源性缺血性卒中患者，抗血小板治疗能显著降低再发血管事件的风险	强推荐，A 级证据
			2. 服用阿司匹林后有严重胃肠道反应、胃溃疡或阿司匹林过敏、抵抗的缺血性卒中患者，使用吲哚布芬是可行的	强推荐，C 级证据
			3. 对于老年患者，应评估胃肠道功能、肾功能及凝血功能等，个体化地评价缺血和出血风险来选择药物及使用的剂量	强推荐，B 级证据
		抗凝药物（华法林、达比加群、利伐沙班）	1. 对于心源性缺血性卒中患者，应采用抗凝治疗预防再发脑卒中和血栓栓塞	强推荐，A 级证据
			2. 对于非瓣膜性房颤的老年缺血性卒中患者，推荐使用口服抗凝药物治疗，可选择华法林、达比加群、利伐沙班	强推荐，A 级证据

续表

指南名称	发布机构	药物类别	推荐意见	推荐等级
老年缺血性脑卒中慢病管理指南	中国老年学和老年医学学会；湖北省中医院；武汉大学中南医院（2022 年）	中成药（华佗再造丸）	根据患者病情，可选用推荐的 1~2 种中成药进行干预	强推荐，A 级证据
		中成药（三七通舒胶囊、银杏叶滴丸 / 胶囊 / 片、银杏酮酯滴丸、灯盏生脉胶囊、血塞通软胶囊、脑心通胶囊、脑心清片、大活络胶囊 / 丸）		强推荐，B 级证据
		中成药（川蛭通络胶囊、龙血通络胶囊、通塞脉片、灯银脑通胶囊）		弱推荐，B 级证据

续表

指南名称	发布机构	药物类别	推荐意见	推荐等级
老年缺血性脑卒中慢病管理指南	中国老年学和老年医学学会；湖北省中医院；武汉大学中南医院（2022 年）	降脂药物（他汀类药物、依折麦布、PCSK9 抑制剂）	1. 缺血性卒中高脂血症患者，Ldl–C 目标值 < 1.8mmol/L 或至少降低 50%	强推荐，A 级证据
			2. 使用最大耐受剂量的他汀和依折麦布治疗后，Ldl–C 仍 ≥ 1.8mmol/L，或者使用他汀出现副作用不能耐受，加用 PCSK9 抑制剂是合理的，但长期使用的安全性尚未确定	弱推荐，C 级证据
			3. 他汀类药物目前已成为抗动脉粥样硬化、降低缺血性卒中复发的预防药物	强推荐，A 级证据
			4. 服用他汀类药物期间，注意监测肝功能及观察肌肉情况，如肝脏转氨酶升高超出正常值 3 倍或肌酸激酶超过正常值 5 倍，需要停药，立即就诊	强推荐，C 级证据

续表

指南名称	发布机构	药物类别	推荐意见	推荐等级
急性缺血性脑卒中侧支循环评估与干预中国急诊专家共识	中华医学会急诊医学分会（2022 年）	改善脑循环药物（丁苯酞、尤瑞克林）	丁苯酞可以促进侧支循环开放，改善血流灌注，挽救缺血半暗带，改善神经系统功能	无
		溶栓药物（阿替普酶）	4.5h 内静脉溶栓	A 级推荐
			急性缺血性卒中（Acute Ischemic Stroke，AIS）急性期实现血流再灌注的方法主要包括静脉溶栓、EVT 和开放侧支循环	无
		降脂药物（他汀类）	他汀类药物可以改善非心源性 AIS 的脑血流灌注	无

续表

指南名称	发布机构	药物类别	推荐意见	推荐等级
心源性卒中治疗中国专家共识（2022）	中华医学会老年医学分会老年神经病学组；北京神经科学学会血管神经病学专业委员会；心源性卒中治疗中国专家共识组（2022 年）	抗血小板药物（阿司匹林、氯吡格雷、替罗非班）	阿司匹林、氯吡格雷应在溶栓 24h 后开始选择性使用，使用前复查头颅 CT	强推荐，B 级证据
		抗凝药物［华法林、新型口服抗凝药（利伐沙班、阿哌沙班）］	1. 对于伴非瓣膜性 AF 者，华法林和新型口服抗凝药均可用于预防，使用华法林时，INR 2.0~3.0 可有效预防卒中；与华法林比较，亚洲人群中新型口服抗凝药在减少卒中和降低出血风险等方面的效果更佳	强推荐，A 级证据
			2. 机械瓣膜患者推荐终生口服华法林，新型口服抗凝药禁用于机械瓣膜患者，尤其是达比加群；生物瓣膜患者推荐长期使用阿司匹林	强推荐，A 级证据

续表

指南名称	发布机构	药物类别	推荐意见	推荐等级
心源性卒中治疗中国专家共识（2022）	中华医学会老年医学分会老年神经病学组；北京神经科学学会血管神经病学专业委员会；心源性卒中治疗中国专家共识组（2022 年）	溶栓药物 rt–PA（阿替普酶）	1. 使用华法林但 INR ＜ 1.7 或预防剂量低分子肝素的患者，可考虑静脉溶栓治疗	强推荐，B 级证据
			2. 使用新型口服抗凝剂治疗时，应尽量避免静脉溶栓治疗，除非其在 48h 内明确未曾服用且实验室检查示其肾功能和凝血指标均正常	弱推荐，C 级证据
			3. 服用达比加群者，在先给予依达赛珠单抗后，考虑静脉溶栓治疗	弱推荐，C 级证据
		降脂药物 （他汀类药物）	他汀类药物可在心源性卒中（Cardioembolic Stroke，CES）发病 72h 内启动治疗，或酌情联合静脉溶栓或血管内治疗	弱推荐，C 级证据

续表

指南名称	发布机构	药物类别	推荐意见	推荐等级
中西医结合脑卒中循证实践指南（2019）	中华中医药学会脑病分会；广东省中医药学会脑病专业委员会；广东省中西医结合学会卒中专业委员会等（2020 年）	中成药 ［灯盏细辛注射液、参芎葡萄糖注射液、补阳还五汤、丹参类注射剂（包括：注射用丹参多酚酸盐、复方丹参注射液、丹参酮Ⅱ A 磺酸钠注射液）、三七类制剂（包括：血栓通注射液、血塞通注射液、复方血栓通胶囊、三七通舒胶囊、血塞通滴丸）、银杏叶类注射剂（包括：银杏内酯注射液、舒血宁注射剂、银杏达莫注射剂、金纳多）、通腑类中药］	1. 结合患者病情、个人意愿与经济情况，可考虑中药补充治疗进行二级预防，以减少中长期的卒中复发、残疾与死亡	弱推荐，C 级证据
			2. 为改善神经功能缺损，在脑梗死常规治疗的基础上，可尽早（至少在急性期）给予以活血化瘀类等中药补充治疗；疗程范围为 3~30 天	弱推荐，C 级证据
			3. 在发病 6h 内，排除禁忌证后，为改善神经功能损伤，可考虑在静脉溶栓治疗基础上联用活血化瘀类中药，需结合患者的出血风险与具体病情判断	弱推荐，C 级证据
			4. 发病超过 6h 的脑梗死患者，不推荐在静脉溶栓治疗基础上联用活血化瘀类中药	弱推荐，C 级证据

表 1-2　国外缺血性卒中治疗指南

指南名称	发布机构	药物类别	推荐意见	推荐等级
2024 NICE 指南：替奈普酶治疗急性缺血性卒中	英国国家卫生与临床优化研究所（NICE）（2024 年）	溶栓药物（替奈普酶）	发病 4.5h 内且排除颅内出血时，推荐替奈普酶作为成人急性缺血性卒中溶栓治疗的一种选择	无
			考虑给药成本、剂量、每剂价格和商业安排，使用最低成本的可用治疗方案（包括替奈普酶和阿替普酶）。如果最低成本的选择不合适，应讨论其他治疗方法的优缺点	无
2024 ESO 指南：脑部小血管疾病，腔隙性缺血性卒中	欧洲卒中组织（ESO）（2024 年）	抗血小板药物（阿司匹林、氯吡格雷）	1. 对于疑似腔隙性缺血性卒中和进行性症状的患者，使用抗血小板、抗凝剂、溶栓或其他药物进行干预仍然存在不确定性	D 级证据
			2. 对于疑似腔隙性缺血性卒中患者，建议在卒中发作后 2~4 周使用阿司匹林或氯吡格雷进行长期单药抗血小板治疗进行长期不良结局的二级预防	弱推荐、B 级证据

续表

指南名称	发布机构	药物类别	推荐意见	推荐等级
2024 ESO 指南：脑部小血管疾病，腔隙性缺血性卒中	欧洲卒中组织（ESO）（2024 年）	抗凝药物（华法林）	1. 对于急性腔隙性缺血性卒中患者，建议不要使用治疗性 LMW 肝素 / 肝素类药物以减少依赖性	弱反对干预、B 级证据
			2. 使用任何其他药物，如磷酸二酯酶 –3 抑制剂、抗炎剂、抗凝剂、一氧化氮供体、磷酸二酯酶 –5 抑制剂，用于腔隙性缺血性卒中患者的二级预防，仍存在不确定性	C 级证据
		溶栓药物（阿替普酶）	急性腔隙性缺血性卒中患者应接受 0.9mg/kg 阿替普酶治疗	弱推荐、D 级证据
		降脂药物	降脂可有效减少未分化缺血性卒中患者的临床不良结局	C 级证据
ESO 快速建议：替奈普酶用于急性缺血性卒中	欧洲卒中组织（ESO）（2023 年）	溶栓药物（阿替普酶、替奈普酶）	1. 剂量为 0.25mg/kg 的替奈普酶与阿替普酶治疗 4.5h 内出现中风症状的患者同样安全有效	强推荐、B 级证据
			2. 替奈普酶不应以更高剂量（0.40mg/kg）用于脑卒中治疗	强反对干预、C 级证据

续表

指南名称	发布机构	药物类别	推荐意见	推荐等级
ESO 快速建议：替奈普酶用于急性缺血性卒中	欧洲卒中组织（ESO）（2023 年）	溶栓药物（阿替普酶、替奈普酶）	3. 对于在能够进行脑成像的专用救护车上接受治疗的患者，剂量为 0.25mg/kg 的替奈普酶可能优于阿替普酶	弱推荐、C 级证据
			4. 对于因大脑大动脉血栓引起的脑卒中患者，在接受血栓切除术之前，应使用剂量为 0.25mg/kg 的替奈普酶而非阿替普酶进行治疗	强推荐、B 级证据
			5. 对于睡眠中醒来时出现急性缺血性卒中或经 CT 平扫选择的不明发作急性缺血性卒中患者，建议不要使用替奈普酶 0.25mg/kg 静脉溶栓	强反对干预、C 级证据
SIGN 国家临床指南：卒中	英国国家卫生与临床优化研究所（NICE）（2023 年）	抗血小板药物（阿司匹林、氯吡格雷）	1. 若无禁忌证或高出血风险，应接受抗血小板药物治疗	无
			2. 接受溶栓治疗的急性缺血性卒中患者，若无禁忌证或出血风险，应在 24h 后使用抗血小板药物	无
			3. 对于伴有急性出血转化的缺血性卒中患者，应接受长期抗血小板或抗凝药物治疗（除非风险＞获益）	无

续表

指南名称	发布机构	药物类别	推荐意见	推荐等级
SIGN 国家临床指南：卒中	英国国家卫生与临床优化研究所（NICE）（2023 年）	抗凝药物（华法林、直接口服抗凝药物）	1. 对缺血性卒中伴有房颤或房扑的患者，口服抗凝类药物应作为预防卒中的标准长期治疗。轻度卒中患者发病 5 日内进行抗凝，中重度患者 5~14 日内进行抗凝	无
			2. 窦性心律的缺血性卒中不应接受抗凝治疗，除非有其他指征	无
			3. 对于瓣膜性 / 风湿性房颤或机械瓣膜置换导致的卒中患者，或对直接口服抗凝药治疗不适用者，应使用调整华法林的剂量（INR 目标 2.5，范围 2.0~3.0），确保治疗时间达标（$>$ 72%）	无
		溶栓药物（阿替普酶、替奈普酶）	1. 对于急性缺血性卒中患者，4.5h 内使用阿替普酶或替奈普酶进行溶栓治疗	无
			2. 符合机械取栓术条件的急性缺血性卒中患者，均应尽快接受静脉溶栓治疗（除非有禁忌证）	无

续表

指南名称	发布机构	药物类别	推荐意见	推荐等级
SIGN 国家临床指南：卒中	英国国家卫生与临床优化研究所（NICE）（2023 年）	降脂药物（他汀类药物、依折麦布、PCSK9 抑制剂、贝派地酸）	1. 若无禁忌证或检查未发现动脉粥样硬化证据，建议使用他汀类药物：①从高强度他汀类药物开始；②若高强度不耐受，则在最大耐受剂量下使用替代他汀类药物	无
			2. 对于有缺血性卒中病史且存在动脉粥样硬化证据的患者，空腹 Ldl–C ＜ 1.8mmol/L（相当于非空腹 non–Hdl–C ＜ 2.5mmol/L）	无
AAN 实践指南：症状性颅内动脉粥样硬化狭窄卒中预防	AAN 指南小组委员会（2022 年）	抗血小板药物（西洛他唑、阿司匹林、氯吡格雷、新型凝血因子XIa 抑制剂、替格瑞洛）	推荐阿司匹林优于华法林，用于长期预防症状性颅内动脉狭窄（Symptomatic Intracranial Atherosclerotic Stenosis，sICAS）患者的中风和死亡	B 级证据
			建议在阿司匹林的基础上，为严重 sICAS 患者额外添加氯吡格雷，以进一步降低中风风险	B 级证据
			建议在阿司匹林中加入西洛他唑，作为氯吡格雷的替代品或用于亚洲患者，持续 90d，用于出血风险低的 sICAS 患者	C 级证据

续表

指南名称	发布机构	药物类别	推荐意见	推荐等级
AAN 实践指南：症状性颅内动脉粥样硬化狭窄卒中预防	AAN 指南小组委员会（2022 年）	降脂药物（他汀类药物、PCKS9 抑制剂、二十碳五烯酸乙酯）	推荐高强度他汀类药物治疗，使 sICAS 患者 Ldl < 70mg/dl，以降低复发性卒中和血管事件的风险	B 级证据
ESO 指南：缺血性卒中或短暂性脑缺血发作后长期二级预防的药物干预	欧洲卒中组织（ESO）（2022 年）	抗血小板药物	90d 后避免使用阿司匹林和氯吡格雷双重抗血小板治疗	无
		抗凝药物（直接口服抗凝药）	不给不明原因的栓塞性卒中的患者使用直接口服抗凝药	无
			考虑在选定的冠状动脉或外周动脉疾患者群中使用除抗血小板外的低剂量直接口服抗凝药	无
		降脂药物（他汀类药物、依折麦布、PCSK9 抑制剂）	使用他汀类药物和将 Ldl 降低在< 1.8mmol/L 水平	无
			未达到目标时，考虑依折麦布或 PCSK9 抑制剂	无

续表

指南名称	发布机构	药物类别	推荐意见	推荐等级
2022 HSFC 加拿大卒中最佳实践建议（第7版）：急性卒中的管理	加拿大心脏与卒中基金会（2022年）	抗血小板药物（阿司匹林、氯吡格雷）	1. 所有尚未使用抗血小板药物的急性缺血性卒中患者，应在脑成像排除颅内出血后立即使用至少 160mg 阿司匹林作为一次性负荷剂量	强推荐、A 级证据
			2. 未接受静脉溶栓且无其他禁忌证的血管内取栓患者，应立即给予抗血小板类药物	强推荐、B 级证据
			3. 对于不存在高出血风险的非心源性轻微缺血性卒中患者，推荐双重抗血小板治疗	强推荐、A 级证据
		抗凝药物（直接口服抗凝剂）	1. 发现房颤的脑卒中患者应接受口服抗凝类药物治疗，而非抗血小板治疗	强推荐、A 级证据
			2. 起始时间由医生根据患者特异性因素（包括梗死面积）酌情决定	强推荐、B 级证据

续表

指南名称	发布机构	药物类别	推荐意见	推荐等级
2022 HSFC 加拿大卒中最佳实践建议（第7版）：急性卒中的管理	加拿大心脏与卒中基金会（2022 年）	溶栓药物（替奈普酶、阿替普酶）	1. 所有符合条件的致残性缺血性卒中患者，在 4.5h 内，排除禁忌证，可给予阿替普酶或替奈普酶静脉溶栓治疗	强推荐、A 级证据
			2. 所有符合条件的患者在到院后应尽快接受静脉溶栓治疗	强推荐、A 级证据
			3. 若使用阿替普酶，应给予 0.9mg/kg 至最大 90mg 总剂量，其中 10%（0.09mg/kg）在 1min 内静脉给药，其余 90%（0.81mg/kg）在 60min 内静脉输注	强推荐、A 级证据
			4. 对于静脉溶栓期间或之后突然恶化的患者，应紧急进行 CT 扫描	强推荐、B 级证据

续表

指南名称	发布机构	药物类别	推荐意见	推荐等级
2022 ESO/ESMINT 快速推荐：急性缺血性卒中和前循环大血管闭塞患者机械取栓术前静脉溶栓的适应证	欧洲卒中组织（ESO）（2022 年）	溶栓药物（阿替普酶）	1. 推荐尽早进行静脉溶栓联合机械血栓切除术，两种治疗互不延误	强推荐，B 级证据
			2. 不能因转移到有血栓切除术设施的中心，而延迟静脉溶栓	强推荐，C 级证据
2021 共识指南：PCSK9 抑制剂在脑卒中患者血管事件的二级预防中的应用	国外神经内科相关专家小组（2022 年）	降脂药物［PCSK9 抑制剂（阿利尤单抗、依洛尤单抗）］	1. 高心血管风险的缺血性卒中患者，低密度脂蛋白胆固醇（Ldl–C）< 50mg/dl；高心血管风险的患者，Ldl–C < 70mg/dl；无提示心血管风险高或极高的患者，建议 Ldl–C < 100mg/dl	无
			2. 除非患者出现不良反应，否则不建议对达到目标 Ldl–C 水平的患者调整降脂治疗	无
			3. PCSK9 抑制剂对心血管事件的二级预防适用于所有病因的缺血性卒中和 Ldl–C 水平 > 100mg/dl 的患者，已接受最大耐受他汀类药物治疗、他汀类药物不耐受或有禁忌证的患者	无

续表

指南名称	发布机构	药物类别	推荐意见	推荐等级
		改善脑循环药物（异丁司特）	考虑给药成本、剂量、每剂价格和商业安排，使用最低成本的可用治疗方案（包括替奈普酶和阿替普酶）。如果最低成本的选择不合适，应讨论其他治疗方法的优缺点	无
日本急性缺血性卒中诊疗指南 2021	日本卒中学会（JSS）（2022 年）	抗血小板药物（阿司匹林、氯吡格雷、西洛他唑、奥扎格雷钠、噻氯匹定）	1. 发病 48h 内的急性缺血性卒中患者，建议口服阿司匹林	强推荐，高证据等级
			2. 对于发病早期至亚急性期（1 个月内）的轻度非心源性栓塞性卒中患者，建议使用双抗治疗	强推荐，高证据等级
			3. 建议使用抗血小板药物来预防复发性非心源性栓塞性卒中	强推荐，高证据等级
			4. 对于有缺血性卒中病史的患者，如果接受了出血容易控制的手术或小手术，建议继续使用阿司匹林	强推荐，中证据等级

续表

指南名称	发布机构	药物类别	推荐意见	推荐等级
日本急性缺血性卒中诊疗指南 2021	日本卒中学会（JSS）（2022 年）	抗凝药物（华法林、直接口服抗凝药、阿加曲班、普通肝素、低分子肝素、类肝素）	1. 发病 48h 内非心源性栓塞和非腔隙性卒中患者，可考虑静脉注射阿加曲班	弱推荐，中证据等级
			2. 对于缺血性卒中和非瓣膜性心房颤动患者，建议使用直接口服抗凝药或华法林进行抗凝治疗以预防卒中复发	强推荐，中证据等级
			3. 对于接受华法林治疗非瓣膜性心房颤动的 70 岁或以上的患者，PT–INR 1.6~2.6 是合理的	中推荐，低证据等级
		溶栓药物 rt–PA（阿替普酶）	1. 对于发病 4.5h 内的急性缺血性卒中患者，推荐使用 rt–PA（阿替普酶）静脉溶栓，需确定在适应证范围内	强推荐，高证据等级
			2. 应尽快开始静脉溶栓（至少在患者到达后 1h 内）	强推荐，高证据等级
		降脂药物（他汀类药物、二十碳五烯酸乙酯）	1. 对于非心源性卒中患者，建议主动给予他汀类药物以预防复发	强推荐，中证据等级
			2. 对于他汀类药物控制血脂的缺血性卒中患者，共同服用二十碳五烯酸乙酯产品预防卒中复发是合理的	弱推荐，低证据等级

续表

指南名称	发布机构	药物类别	推荐意见	推荐等级
AHA/ASA 指南：卒中和短暂性脑缺血发作患者的卒中预防（2021）	美国心脏学会（AHA）（2021 年）	抗血小板药物（阿司匹林、氯吡格雷、替格瑞洛）	1. 在颅内主要动脉狭窄引起的卒中患者中，阿司匹林优于华法林	Ⅰ类推荐，B–R 级证据
			2. 因颅内主要动脉严重狭窄导致的近期卒中的患者，可在阿司匹林的基础上加用氯吡格雷	Ⅱa 类推荐，B–NR 级证据
			3. 对于颈动脉狭窄合并脑卒中的患者，建议强化药物治疗，包括抗血小板治疗、降脂治疗和高血压治疗，以降低中风风险	Ⅰ类推荐，A 级证据
			4. 对于非心脏栓塞性缺血性卒中患者，阿司匹林和氯吡格雷或阿司匹林和缓释双嘧达莫的组合都适用于二级预防	Ⅰ类推荐，A 级证据

续表

指南名称	发布机构	药物类别	推荐意见	推荐等级
AHA/ASA 指南：卒中和短暂性脑缺血发作患者的卒中预防（2021）	美国心脏学会（AHA）（2021 年）	抗凝药物［华法林、直接口服抗凝药物（达比加群、利伐沙班、阿哌沙班和依多沙班）］	1. 对于非瓣膜性房颤合并卒中的患者，可使用直接口服抗凝药物	I 类推荐，A 级证据
			2. 在患有房颤和卒中的患者中，无论房颤是阵发性、持续性还是永久性的，均可口服抗凝	I 类推荐，B–R 级证据
			3. 对于卒中合并左室血栓的患者，建议使用华法林抗凝治疗至少 3 个月	I 类推荐，B–NR 级证据
		降脂药物（他汀类药物、依折麦布、PCSK9 抑制剂）	1. 无已知冠心病、无主要心脏栓塞源且 Ldl–C ≤ 100mg/dl 的缺血性卒中患者中，每日 80mg 阿托伐他汀可降低卒中复发风险	I 类推荐，A 级证据
			2. 对于缺血性卒中合并动脉粥样硬化疾病的患者，建议使用他汀类药物和依折麦布，使目标 Ldl–C < 70mg/dl	I 类推荐，A 级证据

续表

指南名称	发布机构	药物类别	推荐意见	推荐等级
ESO 指南：急性缺血性卒中的静脉溶栓治疗	欧洲卒中组织（ESO）（2021 年）	溶栓药物（阿替普酶、替奈普酶）	1. 对于持续时间为 $< 4.5h$ 的急性缺血性卒中患者，建议使用阿替普酶静脉溶栓	强推荐，A 级证据
			2. 从睡眠中醒来时出现急性缺血性卒中的患者，最后一次就诊时间超过 4.5h，MRIDWI-FLAIR 不匹配及没有或未计划进行机械血栓切除术的患者，推荐阿替普酶静脉溶栓	强推荐，A 级证据
			3. 对于适合静脉溶栓的急性缺血性卒中持续时间为 $< 4.5h$ 的患者，我们推荐标准剂量而非低剂量的阿替普酶	强推荐，A 级证据
			4. 持续时间 $< 4.5h$ 的急性缺血性卒中患者，在卒中发作前的 48h 内使用 NOAC，且没有可用的特异性凝血试验，建议不要静脉溶栓	强推荐，D 级证据
			5. 持续时间 $< 4.5h$ 的急性缺血性卒中患者，以及在前 14 天内曾进行过非压迫性部位手术，且可能导致严重出血的患者，建议不要静脉溶栓	强推荐，D 级证据

续表

指南名称	发布机构	药物类别	推荐意见	推荐等级
AHA/ASA 指南：急性缺血性卒中患者的早期管理（2019）	美国心脏学会（AHA）（2019 年）	神经保护剂	不推荐具有神经保护作用的药物或非药物治疗	Ⅲ类推荐，A 级证据
		抗血小板药物（阿司匹林、氯吡格雷）	1. 急性缺血性卒中患者发病后 24~48h 内可服阿司匹林。阿司匹林通常在使用阿替普酶 24h 后服用，但如有伴随病症需立即服阿司匹林或停药有风险，可考虑提前服用	Ⅰ类推荐，A 级证据
			2. 在未接受阿替普酶静脉溶栓治疗的轻度非心脏栓塞性缺血性卒中（NIHSS 评分≤ 3）患者中，在症状发作后 24h 内开始双抗治疗并持续 21d，可有效减少 90d 内的复发	Ⅰ类推荐，A 级证据
			3. 对于非心脏栓塞性急性缺血性卒中患者，建议使用抗血小板药物而不是口服抗凝剂，以降低复发性卒中和其他心血管事件的风险	Ⅰ类推荐，A 级证据

续表

指南名称	发布机构	药物类别	推荐意见	推荐等级
AHA/ASA 指南：急性缺血性卒中患者的早期管理（2019）	美国心脏学会（AHA）（2019 年）	溶栓药物（阿替普酶）	1. 应尽快对符合条件的患者静脉给予阿替普酶	I 类推荐，A 级证据
			2. 患者在卒中症状发作后 3h 内，静脉注射阿替普酶（剂量 0.9mg/kg，最大 90mg，60min 内完成，首 10% 剂量 1min 内推注）	I 类推荐，A 级证据
			3. 重度卒中发病 3h 内静脉注射阿替普酶是有益的	I 类推荐，A 级证据
		降脂药物（他汀类药物、依折麦布、PCSK9 抑制剂）	1. 服用他汀类药物后 4~12 周及之后每 3~12 个月，需测量空腹血脂和安全性指标，以评估生活方式改变和药物降低 Ldl–C 的效果	I 类推荐，A 级证据
			2. 对于高风险的动脉粥样硬化性心血管疾病（Atherosclerotic Cardiovascular Disease，ASCVD）患者，若考虑 PCSK9 抑制剂治疗，最大耐受 Ldl–C 降低方案应包括最大剂量他汀和依折麦布	I 类推荐，B–R 级证据

二、出血性卒中治疗用药指南推荐

1. 国内出血性卒中治疗指南

我国出血性卒中的流行病学特征表现为高致死率、高致残率，尤其是急性期并发症的发生率较高。出血性卒中包括脑出血和蛛网膜下腔出血等，约占我国脑卒中总数的17%。尽管出血性卒中的发病率低于缺血性卒中，但其急性期病情进展迅速，预后严重，且短期内复发的风险较高。研究表明，出血性卒中的28天病死率为30%~40%。我国出血性卒中的治疗主要包括手术干预、血压管理、出血部位的定位及减轻脑水肿的药物治疗等。近年来，针对出血性卒中的临床管理指南逐步完善，为急性期患者提供了标准化的治疗路径。出血性卒中的治疗指南和临床策略需要基于患者个体化的病情评估，同时注重二级预防措施的落实，减少卒中复发风险。

通过在中国知网（CNKI）、万方（Wanfang）等中文数据库中检索2019年至2024年10月期间国内公开发表的出血性卒中相关指南或诊疗规范，结果见表1–3国内出血性卒中治疗指南。

表 1-3　国内出血性卒中治疗指南

指南名称	发布机构	药物类别	推荐意见	推荐等级
中国重症卒中管理指南 2024	中华医学会神经病学分会、中华医学会神经病学分会脑血管病学组 中华神经科杂志（2024 年）	降颅压药物（甘露醇、高渗盐水）	1. 甘露醇、高渗盐水可降低颅内压，纠正脑疝，临床上可根据患者的具体情况选择药物种类、剂量及给药频次； 2. 使用甘露醇时应监测肾功能，急性肾功能不全时慎用； 3. 使用高渗盐水应监测血清渗透压和血钠浓度，短期快速血钠浓度的上升可导致严重不良反应，应注意评估患者的容量负荷状况，心功能不全、肝硬化等患者慎用	Ⅱ类推荐，C 级证据；Ⅰ类推荐，C 级证据

续表

指南名称	发布机构	药物类别	推荐意见	推荐等级
中国破裂颅内动脉瘤临床管理指南（2024版）	中华医学会神经外科学分会、中国卒中学会脑血管外科学分会、国家神经系统疾病医学中心、国家神经系统疾病临床研究中心 中华医学杂志（2024年）	止血药物［氨甲环酸、氨基己酸、去氨加压素（DDAVP）］	1. 抗纤维蛋白溶解药物（如氨甲环酸或氨基己酸）不能提高患者的总体预后； 2. 可以考虑将DDAVP作为动脉瘤性蛛网膜下腔出血（aSAH）患者紧急药物止血的一线治疗	Ⅲ类推荐（无益、中等推荐），B-NR级证据（来自非随机研究）； Ⅱb类推荐（弱推荐），B-NR级证据（来自非随机研究）

续表

指南名称	发布机构	药物类别	推荐意见	推荐等级
中国破裂颅内动脉瘤临床管理指南（2024 版）	中华医学会神经外科学分会、中国卒中学会脑血管外科学分会、国家神经系统疾病医学中心、国家神经系统疾病临床研究中心 中华医学杂志（2024 年）	降颅压药物（甘露醇、高渗盐水）	对于 aSAH 患者，术中使用甘露醇或高渗盐水可有效降低颅内压和脑水肿	Ⅱa 类推荐（中等推荐），B-R 级证据（来自随机研究）
		脑血管痉挛治疗药物（尼莫地平）	对于 aSAH 患者，早期使用尼莫地平有助于预防迟发性脑缺血及改善功能预后	Ⅰ类推荐（强推荐），A 级证据（高质量证据）

续表

指南名称	发布机构	药物类别	推荐意见	推荐等级
中国脑血管病临床管理指南（第2版）（节选）——第5章 脑出血临床管理	中国卒中学会 中国脑血管病临床管理指南撰写工作委员会 中国卒中杂志（2023年）	降颅压药物（甘露醇、呋塞米、甘油果糖）	1. 脑出血患者如颅内压增高，给予甘露醇静脉滴注脱水降颅内压； 2. 脑出血患者如颅内压增高，应严密监测心、肾及电解质情况； 3. 必要时也可联合使用呋塞米、甘油果糖和（或）白蛋白脱水降颅内压	Ⅰ类推荐，B级证据；Ⅱa类推荐，B级证据
		溶栓药物 rt-PA	对于脑室内出血，脑室外引流联合rt-PA治疗脑室出血是安全的，且有助于降低重症患者的死亡率；但是对于神经功能改善并不明确	Ⅱb类推荐，A级证据

续表

指南名称	发布机构	药物类别	推荐意见	推荐等级
中国脑血管病临床管理指南（第2版）（节选）——第6章蛛网膜下腔出血临床管理推荐意见	中国卒中学会中国脑血管病临床管理指南撰写工作委员会 中国卒中杂志（2023年）	降压药物（尼卡地平、拉贝洛尔）	静脉注射尼卡地平等钙通道阻滞剂或拉贝洛尔等β受体拮抗剂以维持恰当的血压水平	Ⅰ类推荐，B级证据
		止血药物（氨甲环酸、氨基己酸）	1. 抗纤维蛋白溶解药物虽能降低动脉瘤性蛛网膜下腔出血（SAH）后再出血的风险，却不能提高患者的总体预后； 2. 若患者有显著的再出血风险，又不可避免地需延迟动脉瘤闭塞治疗，且无绝对禁忌证，可应用氨甲环酸或氨基己酸进行短期治疗（＜72h）以降低SAH再出血的风险； 3. 不推荐对已进行动脉瘤外科夹闭或介入填塞的患者使用抗纤维蛋白溶解药物	Ⅱb类推荐，A级证据；Ⅱa类推荐，C级证据

续表

指南名称	发布机构	药物类别	推荐意见	推荐等级
中国脑血管病临床管理指南（第2版）（节选）——第6章蛛网膜下腔出血临床管理推荐意见	中国卒中学会 中国脑血管病临床管理指南撰写工作委员会 中国卒中杂志（2023年）	降颅压药物（甘露醇、高渗盐水）	存在颅内压增高症状的患者可使用甘露醇、高渗盐水等渗透性脱水剂治疗	Ⅱb类推荐，B级证据
		脑血管痉挛治疗药物（尼莫地平、他汀类药物、法舒地尔、克拉生坦、替拉扎特）	1. 推荐入院后早期口服或静脉应用尼莫地平； 2. 法舒地尔在治疗脑血管痉挛的效果上可能优于尼莫地平，因此，对于发生脑血管痉挛的患者，可使用法舒地尔替代尼莫地平； 3. 使用他汀类药物对预防迟发性脑梗死具有显著疗效，故推荐早期应用他汀类药物； 4. 克拉生坦可以显著降低脑血管痉挛的发生率，但使用时需关注其发生肺部并发症、贫血、低血压等不良反应的风险 对于脑血管痉挛高危人群，可考虑在常规治疗基础上加用替拉扎特	Ⅰ类推荐，A级证据； Ⅱa类推荐，B级证据； Ⅱa类推荐，A级证据； Ⅱb类推荐，B级证据； Ⅱb类推荐，B级证据

续表

指南名称	发布机构	药物类别	推荐意见	推荐等级
出凝血功能障碍相关性脑出血中国多学科诊治指南	中华医学会神经外科学分会；中国医师协会急诊医师分会；国家卫生健康委员会脑卒中筛查与防治工程委员会；中华神经外科杂志（2021 年）	抗血小板逆转药物［去氨加压素（Desmopressin Acetate，DDAVP）］	1. 对内科治疗的抗血小板药物相关性脑出血患者，不推荐输注血小板； 2. 对于 ADP 受体抑制剂、阿司匹林及环氧化酶 –1 抑制剂相关性脑出血患者，可以考虑给予单剂去氨加压素 0.4μg/kg	Ⅲ类推荐，B 级证据；Ⅱb 类推荐，B 级证据
		抗凝逆转药物（维生素 K 拮抗剂）［维生素 K、凝血酶原复合物浓缩物（PCC）、重组 VIIa 因子（rFVIIa）］	对于华法林相关性脑出血，建议立即给予维生素 K 及 PCC，不推荐使用 rFⅦa	Ⅰ类推荐，C 级证据；Ⅱb 类推荐，B 级证据；Ⅲ类推荐，C 级证据
		抗凝逆转药物（口服抗凝药）（依达赛珠单抗、Andexanet alfa）	对于 DOAC 相关性脑出血，推荐使用特异性逆转药物（如依达赛珠单抗及 Andexanet alfa）	Ⅱb 类推荐，B 级证据

续表

指南名称	发布机构	药物类别	推荐意见	推荐等级
出凝血功能障碍相关性脑出血中国多学科诊治指南	中华医学会神经外科学分会；中国医师协会急诊医师分会；国家卫生健康委员会脑卒中筛查与防治工程委员会；中华神经外科杂志（2021 年）	抗凝逆转药物（肝素）（鱼精蛋白、Andexanet alfa）	使用普通肝素或低分子肝素的患者，立即停用药物，使用鱼精蛋白逆转，若有条件首选 Andexanet alfa 逆转低分子肝素活性；使用磺达肝癸的患者，立即停用药物，使用 aPCC 逆转	Ⅰ类推荐，B 级证据 Ⅱb 类推荐，C 级证据 Ⅱb 类推荐，C 级证据
		止血药物（氨甲环酸、rFⅦa	氨甲环酸可以降低出、凝血功能障碍性脑出血患者的血肿扩大，但不能改善生存率及神经功能预后；rFⅦa 可以降低出、凝血功能障碍性脑出血患者的血肿扩大，但在改善生存率及神经功能预后方面存在争议	Ⅱa 类推荐，A 级证据； Ⅱb 类推荐，A 级证据

续表

指南名称	发布机构	药物类别	推荐意见	推荐等级
中国脑出血诊疗指导规范	国家卫生健康委办公厅（2021年）	降颅压药物（甘露醇）	若患者具有颅内压增高的临床或影像学表现，或实测颅内压≥22mmHg，可应用脱水剂，首选20%甘露醇（每日1~3g/kg），也可考虑使用甘油果糖、利尿剂、白蛋白、高渗盐水等，用量及疗程依个体而定；应用上述药物时应监测肾功能、电解质和血容量，并注意维持内环境稳定；必要时可在颅内压监测下指导脱水治疗	无
		止血药物（氨甲环酸、氨基己酸）	止血药物如氨基己酸和氨甲环酸是氨基酸衍生物，具有抗纤溶的作用，但增加了迟发性脑缺血及其他血栓事件的危险，总体上并不能改善患者的预后。由于止血药物治疗脑出血临床疗效尚不确定，且可能增加血栓栓塞的风险，不推荐常规使用	无

续表

指南名称	发布机构	药物类别	推荐意见	推荐等级
中国脑出血诊疗指导规范	国家卫生健康委办公厅（2021年）	抗凝逆转药物［第Ⅷ因子旁路活性抑制剂（factor Ⅷ inhibitor–bypassing activity，FEIBA）、人凝血酶原复合物（PCC）、rFⅦa］	对于服用达比加群、利伐沙班或阿哌沙班等新型抗凝药物的脑出血患者，可个体化考虑采用FEIBA、PCC或者rFⅦa治疗	无

续表

指南名称	发布机构	药物类别	推荐意见	推荐等级
高血压性脑出血中国多学科诊治指南	中华医学会神经外科学分会；中国医师协会急诊医师分会；中华医学会神经病学分会脑血管病学组；国家卫生健康委员会脑卒中筛查与防治工程委员会；中华神经外科杂志（2020年）	降颅压药物（甘露醇、高渗盐水）	甘露醇和高渗盐水等药物可减轻脑水肿，降低颅内压，减少脑疝发生风险；可根据具体情况选择药物的种类、治疗剂量及给药次数	Ⅰ类推荐，C级证据
		止血药物（氨甲环酸）	氨甲环酸可以降低血肿扩大的发生率，但不能改善生存率及神经功能预后；CT平扫显示血肿“岛征”“混合征”等阳性征象的患者中，氨甲环酸抗纤治疗不能改善预后	Ⅱa类推荐，A级证据；Ⅲ类推荐，A级证据；Ⅲ类推荐，B级证据

续表

指南名称	发布机构	药物类别	推荐意见	推荐等级
中国脑出血诊治指南（2019）	中华医学会神经病学分会；中华医学会神经病学分会脑血管病学组；中华神经科杂志（2019年）	止血药物（rFⅦa、氨甲环酸）	rFⅦa治疗脑出血的疗效尚不确定，且可能增加血栓栓塞的风险，不推荐常规使用；氨甲环酸有助于限制血肿体积扩大和降低早期病死率，但长期获益不确定，不推荐无选择性使用	Ⅰ类推荐，A级证据；Ⅱ类推荐，A级证据

2. 国外出血性卒中治疗指南

检索2019年至2024年10月期间公开发表的国外出血性脑卒中诊疗指南（最新版），以“hemorrhagic stroke”“intracerebral hemorrhage”“guideline”为关键词，检索PubMed、EmBase、Cochrane等英文数据库，结果见表1-4国外出血性卒中治疗指南。

根据美国心脏协会/美国卒中协会（AHA/ASA）发布的最新指南，出血性卒中的治疗重点在于急性期的快速干预、降低颅内压、有效控制血压，以及出血灶的评估和手术指征。早期对高血压的有效控制可显著降低血肿扩大的风险。同时，国外指南强调对抗凝药物和抗血小板药物使用史的评估，并根据患者凝血功能进行逆转治疗。

国外的出血性卒中治疗指南在急性期管理、药物干预和康复方面提供了详细的建议，为临床医生的决策提供了科学依据。

表 1-4　国外出血性卒中治疗指南

指南名称	发布机构	药物类别	推荐意见	推荐等级
英国国家卒中临床指南2023版	Intercollegiate Stroke Working Party（2023年）	抗凝逆转药物（PCC、维生素K）	服用维生素K拮抗剂出现脑出血时，应立即联合使用PCC和静脉注射维生素K来逆转抗凝	无
		抗凝逆转药物（依达赛珠单抗、4因子凝血酶原复合物、Andexanet alfa）	服用达比加群出现脑出血时，应使用特异性拮抗剂依达赛珠单抗，如无法获得，可考虑使用4F-PCC；服用Xa因子抑制剂出现脑出血时，应考虑使用4F-PCC或Andexanet alfa	无

续表

指南名称	发布机构	药物类别	推荐意见	推荐等级
2023 年动脉瘤性蛛网膜下腔出血患者管理指南：美国心脏协会 / 美国卒中协会指南	美国心脏协会 / 美国卒中协会（2023 年）	抗凝、抗血小板逆转药物（血小板）	强烈建议对任何出现动脉瘤性蛛网膜下腔出血（aSAH）的患者立即进行逆转抗凝治疗；目前关于 aSAH 患者（无论是一般患者还是需要开放式手术干预的患者）输注血小板的风险和益处的证据有限，如果要在 aSAH 患者中进行血小板输注试验，应考虑安全性问题	Ⅰ类推荐（强推荐），证据等级 CE–O（专家意见）
		止血药物（氨甲环酸）	抗纤溶治疗（如氨甲环酸）不适用于 aSAH 患者的常规治疗	Ⅲ类推荐（无益、中等推荐），证据等级 A（高质量证据）

续表

指南名称	发布机构	药物类别	推荐意见	推荐等级
2023 年动脉瘤性蛛网膜下腔出血患者管理指南：美国心脏协会 / 美国卒中协会指南	美国心脏协会 / 美国卒中协会（2023 年）	抗癫痫药物（苯妥英钠）	对于 aSAH 后新发癫痫发作，建议使用抗癫痫药物治疗 7 天；常规使用预防性抗癫痫药物并不推荐，但在高风险患者中可以考虑使用（如破裂的中动脉动脉瘤、脑内出血、高级别的动脉瘤性蛛网膜下腔出血、脑积水或皮层梗死）； 应避免使用苯妥英钠，因为其与过度发病率相关	Ⅲ类推荐（无益、中等推荐），证据等级 B-R（来自随机研究）； Ⅲ类推荐（有害、强推荐），证据等级 B-NR（来自非随机研究）
		脑血管痉挛治疗药物（尼莫地平）	早期开始应用尼莫地平有利于预防迟发性脑缺血并改善 aSAH 后的功能结局； 不建议常规使用他汀类药物治疗和静脉注射镁	Ⅰ类推荐（强推荐），证据等级 A（高质量证据）； Ⅲ类推荐（无益、中等推荐），证据等级 A（高质量证据）

续表

指南名称	发布机构	药物类别	推荐意见	推荐等级
动脉瘤性蛛网膜下腔出血的神经重症监护管理指南	Treggiari MM, Rabinstein AA, Busl KM, et al. Guidelines for the Neurocritical Care Management of Aneurysmal Subarachnoid Hemorrhage. Neurocrit Care. 2023, 39(1): 1–28.（2023年）	止血药物（氨甲环酸）	建议不要对 aSAH 患者使用氨甲环酸等抗纤维蛋白溶解疗法来预防破裂动脉瘤再出血	强推荐，证据质量中高等
		脑血管痉挛治疗药物（尼莫地平、尼卡地平、内皮素受体拮抗剂、他汀类药物）	建议 aSAH 患者口服尼莫地平，以减少延迟性脑缺血和脑梗死的发生 建议不要静脉注射尼卡地平来预防延迟性脑缺血，这可能增加不良反应的风险； 建议不要使用内皮素受体拮抗剂，这对降低死亡率和改善功能预后没有益处，反而会增加不良事件的风险； 建议不要使用他汀类药物治疗 aSAH，因为这类药物在减少延迟性脑缺血或改善功能预后方面没有益处	强推荐，证据质量中等 强推荐，证据质量中等 强推荐，证据质量高 强推荐，证据质量高

续表

指南名称	发布机构	药物类别	推荐意见	推荐等级
2022 年美国心脏协会 / 美国卒中协会自发性脑出血管理指南	美国心脏协会 / 美国卒中协会（2022 年）	抗凝逆转药物（4F-PCC、PCC、维生素 K）	推荐 4F-PCC（25~50IU/kg）治疗维生素 K 拮抗剂相关脑出血（INR ≥ 2.0） 可以考虑使用 PCC（10~20IU/kg）治疗 INR 为 1.3~1.9 的脑出血 除补充凝血因子外，还需要立即静注维生素 K，以避免 INR 反弹增高	Ⅰ类推荐（强推荐），B-R 级证据（来自随机研究）；Ⅱb 类推荐（弱推荐），C-LD 级证据（数据有限）；Ⅰ类推荐（强推荐），C-LD 级证据（数据有限）

续表

指南名称	发布机构	药物类别	推荐意见	推荐等级
2022年美国心脏协会/美国卒中协会自发性脑出血管理指南	美国心脏协会/美国卒中协会（2022年）	抗凝逆转药物（Andexanet alfa、4F-PCC、aPCC、依达赛珠单抗）	口服Xa因子拮抗剂的自发性脑出血患者可以考虑使用Andexanet alfa，也可考虑4F-PCC或活化PCC（aPCC） 可以考虑依达赛珠单抗治疗达比加群相关自发性脑出血，也可以考虑aPCC或PCC	Ⅱa类推荐（中等推荐），B-NR级证据（来自非随机研究）；Ⅱb类推荐（弱推荐），B-NR级证据（来自非随机研究）；Ⅱa类推荐（中等推荐），B-NR级证据（来自非随机研究）；Ⅱb类推荐（弱推荐），C-LD级证据（数据有限）

续表

指南名称	发布机构	药物类别	推荐意见	推荐等级
2022年美国心脏协会/美国卒中协会自发性脑出血管理指南	美国心脏协会/美国卒中协会（2022年）	抗凝逆转药物（鱼精蛋白）	注射鱼精蛋白可以逆转肝素的抗凝作用，也可以部分逆转低分子肝素的抗凝作用	Ⅱa类推荐（中等推荐），C-LD级证据（数据有限）；Ⅱb类推荐（弱推荐），C-LD级证据（数据有限）
		抗血小板逆转药物（去氨加压素）	阿司匹林相关自发性脑出血患者，如不需急诊手术，输注血小板并不能减少血肿增加风险，还可增加严重不良反应，此时不建议输注血小板 去氨加压素（或去氨加压素+血小板）的疗效尚不明确	Ⅲ类推荐（有害、强推荐），B-R级证据（来自随机研究）；Ⅱb类推荐（弱推荐），C-LD级证据（数据有限）；

续表

指南名称	发布机构	药物类别	推荐意见	推荐等级
2022 年美国心脏协会 / 美国卒中协会自发性脑出血管理指南	美国心脏协会 / 美国卒中协会（2022 年）	止血药物（氨甲环酸、rFVIIa）	rFⅦa 和氨甲环酸治疗自发性脑出血效果尚未得到证实	Ⅱb 类推荐（弱推荐），B-R 级证据（来自随机研究）
		降颅压药物（甘露醇、高渗盐水）	高渗性脱水药（甘露醇和高渗盐水）或可暂时降低颅内压，但早期预防高渗脱水治疗效果还不明确	Ⅱb 类推荐（弱推荐），C-LD 级证据（数据有限）；Ⅱb 类推荐（弱推荐），B-NR 级证据（来自非随机研究）

续表

指南名称	发布机构	药物类别	推荐意见	推荐等级
加拿大脑卒中最佳实践建议：自发性脑内出血的管理，2020 年第 7 版	Shoamanesh A，Patrice Lindsay M，Castellucci LA，et al. Canadian stroke best practice recommendations: Management of Spontaneous Intracerebral Hemorrhage, 7th Edition Update 2020［J］. Int J Stroke. 2021，16（3）: 321–341.（2021 年）	降压药物（拉贝洛尔、肼屈嗪、尼卡地平）	可以考虑口服或静脉给药拉贝洛尔、肼屈嗪、尼卡地平用于急性降压	无
		降颅压药物（甘露醇、高渗盐水）	对于意识水平降低、瞳孔变化和 / 或其他脑疝迹象的患者，应实施暂时性措施以管理可能的颅内压升高，例如暂时性过度通气使用高渗透剂（如甘露醇或 3% 生理盐水）	证据等级 C（低）
		抗凝逆转药物（维生素 K 拮抗剂）（PCC）	服用华法林的自发性脑出血患者，应立即停服华法林，服用 PCC，并联合使用静脉注射维生素 K 10mg	证据级别 B（中等）

续表

指南名称	发布机构	药物类别	推荐意见	推荐等级
加拿大脑卒中最佳实践建议：自发性脑内出血的管理，2020 年第 7 版	Shoamanesh A, Patrice Lindsay M, Castellucci LA, et al. Canadian stroke best practice recommendations: Management of Spontaneous Intracerebral Hemorrhage, 7th Edition Update 2020［J］. Int J Stroke. 2021, 16（3）: 321–341.（2021 年）	抗凝逆转药物（新型口服抗凝药）（PCC、依达赛珠单抗、aPCC）	服用 Xa 因子抑制剂（阿哌沙班、艾多沙班、利伐沙班）的自发性脑出血患者，应立即停药，PCC 给药剂量为 50IU/kg，最大剂量为 3000IU 服用达比加群的自发性脑出血患者建议使用依达赛珠单抗逆转；总剂量应为 5g，分两次静脉推注，每次 2.5g，给药间隔不超过 15min；如果没有依达赛珠单抗，建议使用 aPCC，剂量为 50IU/kg 至最大 2000U 如果两种药物都没有，考虑 4F–PCC，剂量为 50IU/kg，最大剂量为 3000IU	证据级别 C（低）； 证据级别 B（中等）； 证据级别 C（低）； 证据级别 C（低）

续表

指南名称	发布机构	药物类别	推荐意见	推荐等级
加拿大脑卒中最佳实践建议：自发性脑内出血的管理，2020 年第 7 版	Shoamanesh A, Patrice Lindsay M, Castellucci LA, et al. Canadian stroke best practice recommendations: Management of Spontaneous Intracerebral Hemorrhage, 7th Edition Update 2020［J］. Int J Stroke. 2021, 16（3）: 321-341.（2021 年）	抗凝逆转药物（鱼精蛋白）	如果自发性脑出血患者在过去 12 小时内接受过治疗性低分子肝素，考虑给予鱼精蛋白；如果患者在自发性脑出血时接受静脉肝素输注，应立即停止输注并考虑给予鱼精蛋白	证据级别 C（低）；证据级别 C（低）
		抗血小板逆转药物（血小板）	服用抗血小板药物的自发性脑出血患者，应立即停用抗血小板药物（如乙酰水杨酸、氯吡格雷、双嘧达莫、替格瑞洛）；不推荐血小板输注（在没有明显血小板减少症的情况下），并且可能有害	证据级别 C（低）；证据级别 B（中等）

续表

指南名称	发布机构	药物类别	推荐意见	推荐等级
欧洲卒中组织急性脑出血口服抗凝药逆转指南	欧洲卒中组织（2019 年）	抗凝逆转药物（PCC、rFⅦa、氨甲环酸）	建议对使用维生素 K 拮抗剂（INR 高于正常值）期间发生脑出血的成年患者使用 PCC（30IU/kg），而不是不进行治疗，以降低死亡率并使 INR 正常化；建议患者使用 PCC（30 IU/kg）而不是新鲜冰冻血浆（20ml/kg），以降低死亡率并使 INR 正常化； 建议成年患者除 PCC 在外，同时使用维生素 K（10mg，静脉注射），以防止 INR 再次升高，从而减少血肿扩大和减少死亡；建议成年患者不要使用 rFⅦa 来改善预后、减少血肿扩张或促进 INR 正常化； 建议成年患者不要使用氨甲环酸	推荐等级强，证据级别很低； 推荐等级强，证据级别中等； 推荐等级强，证据级别很低； 推荐等级强，证据级别很低； 推荐等级强，证据级别很低

续表

指南名称	发布机构	药物类别	推荐意见	推荐等级
欧洲卒中组织急性脑出血口服抗凝药逆转指南	欧洲卒中组织（2019 年）	抗凝逆转药物（4F-PCC、依达赛珠单抗、Andexanet alfa）	对于使用新型口服抗凝药（Xa 因子抑制剂）期间发生脑出血的患者，建议考虑使用 4F-PCC（37.5~50IU/kg）来逆转抗凝作用； 建议患者不要使用新鲜冰冻血浆来改善预后、降低死亡率、减少血肿扩张或逆转新型口服抗凝药的影响； 对于在使用达比加群期间发生脑出血的成年患者，建议使用依达赛珠单抗来逆转达比加群的作用；对于在使用利伐沙班或阿哌沙班期间发生脑出血的成年患者，Andexanet alfa 可被考虑逆转抗凝作用；建议不要在临床试验之外使用 ciraparantag	推荐等级弱，证据级别很低； 推荐等级弱，证据级别很低； 推荐等级强，证据级别低； 推荐等级弱，证据级别低； 推荐等级强，证据级别很低

续表

指南名称	发布机构	药物类别	推荐意见	推荐等级
欧洲卒中组织急性脑出血口服抗凝药逆转指南	欧洲卒中组织（2019年）	抗凝逆转药物（PCC、rFⅦa、氨甲环酸）	建议对使用维生素K拮抗剂（INR高于正常值）期间发生脑出血的成年患者使用PCC（30IU/kg），而不是不进行治疗，以降低死亡率并使INR正常化；建议患者使用PCC（30IU/kg）而不是新鲜冰冻血浆（20ml/kg），以降低死亡率并使INR正常化；建议成年患者除PCC在外，同时使用维生素K（10mg，静脉注射），以防止INR再次升高，从而减少血肿扩大和减少死亡；建议成年患者不要使用rFⅦa来改善预后、减少血肿扩张或促进INR正常化； 建议成年患者不要使用氨甲环酸	推荐等级强，证据级别很低； 推荐等级强，证据级别中等； 推荐等级强，证据级别很低； 推荐等级强，证据级别很低； 推荐等级强，证据级别很低

续表

指南名称	发布机构	药物类别	推荐意见	推荐等级
欧洲卒中组织急性脑出血口服抗凝药逆转指南	欧洲卒中组织（2019 年）	抗凝逆转药物（4F-PCC、依达赛珠单抗、Andexanet alfa）	对于使用新型口服抗凝药（Xa 因子抑制剂）期间发生脑出血的患者，建议考虑使用 4F-PCC（37.5~50IU/kg）来逆转抗凝作用；建议患者不要使用新鲜冰冻血浆来改善预后、降低死亡率、减少血肿扩张或逆转新型口服抗凝药的影响；对于在使用达比加群期间发生脑出血的成年患者，建议使用依达赛珠单抗来逆转达比加群的作用；对于在使用利伐沙班或阿哌沙班期间发生脑出血的成年患者，Andexanet alfa 可被考虑逆转抗凝作用；建议不要在临床试验之外使用 ciraparantag	推荐等级弱，证据级别很低；推荐等级弱，证据级别很低；推荐等级强，证据级别低；推荐等级弱，证据级别低；推荐等级强，证据级别很低

第二节 脑卒中治疗指南质量评价

一、缺血性卒中治疗指南质量评价

科学规范的指南可为医疗活动提供临床决策指导，降低用药风险，保障患者的安全。指南的质量是否科学、规范以及有效，是临床应用的关键因素，目前脑卒中临床管理的相关指南虽多，但仍存在异质性。因此，本章节参考目前公认的指南方法学质量评价工具（appraisal of guideline research and evaluation Ⅱ，AGREE Ⅱ）对脑卒中相关指南进行质量评价，分析目前脑卒中指南现状，遴选高质量指南为我国医务人员提供决策指导，同时为我国脑卒中诊疗相关指南的制定提供参考和借鉴。

AGREE Ⅱ包括6个领域和23个条目，分别为范围和目的（条目1~3）、参与人员（条目4~6）、严谨性（条目7~14）、清晰性（条目15~17）、应用性（条目18~21）、独立性（条目22~23）。每个条目按7分划分等级，1分代表指南完全不符合条目要求，7分代表完全符合，若部分内容符合计为2~6分，评价者根据指南内容进行打分。每个项目由2名评价员独立评分，每个领域得分等于该领域每个条目分数总和，并计算标准化百分比，标准化百分比 =（实际得分 - 最低可能得分）/（最高可能得分 - 最低可能得分）×100%，得分越高表示此领域的指南方法学质量越高。推荐依据：如果大多数领域（4 个或更多）得分高于 60%，则“强推荐”使用指南；如果大多数领域得分在 30%~60%，则“推荐”使用指南。

本节共纳入中英文指南 22 篇，其中中文指南 9 篇，英文指南 13 篇，根据 AGREE Ⅱ评价具体推荐结果分别见表 1–5、表 1–6。

表 1-5 国内缺血性卒中治疗指南质量评价（%）

指南名称	范围和目的	参与人员	指南制定的严谨性	指南呈现的清晰性	指南的应用性	指南编撰的独立性	总体评价	推荐级别
中国急性缺血性卒中诊治指南 2023	89	64	60	89	50	54	68	强推荐
中国重症卒中管理指南 2024	94	61	50	86	35	50	63	强推荐
脑梗死急性期中西医结合诊疗专家共识	97	67	33	78	29	0	51	推荐
急性缺血性卒中血管内治疗中国指南 2023	89	50	47	64	29	4	47	推荐
中国缺血性卒中和短暂性脑缺血发作二级预防指南 2022	97	53	60	86	31	54	64	强推荐
老年缺血性卒中慢病管理指南	100	61	27	58	25	4	46	推荐

续表

指南名称	范围和目的	参与人员	指南制定的严谨性	指南呈现的清晰性	指南的应用性	指南编撰的独立性	总体评价	推荐级别
急性缺血性卒中侧支循环评估与干预中国急诊专家共识	94	33	34	58	27	54	50	推荐
心源性卒中治疗中国专家共识（2022）	89	58	43	86	31	54	60	推荐
中西医结合脑卒中循证实践指南（2019）	97	100	76	75	58	54	77	强推荐
中国脑卒中防治指导规范（2021 年版）	不适用（未按照指南编写格式编写）							
缺血性卒中基层诊疗指南（2021 年）	不适用（未按照指南编写格式编写）							
缺血性卒中基层诊疗指南（实践版（2021）	不适用（未按照指南编写格式编写）							

表 1-6　国外缺血性卒中治疗指南质量评价（%）

指南名称	范围和目的	参与人员	指南制定的严谨性	指南呈现的清晰性	指南的应用性	指南编撰的独立性	总体评价	推荐级别
2024 NICE 指南：替奈普酶治疗急性缺血性卒中	94	100	82	67	81	100	87	强推荐
2024 ESO 指南：脑小血管疾病，腔隙性缺血性卒中	100	69	94	75	63	100	83	强推荐
ESO 快速建议：替奈普酶用于急性缺血性卒中	97	56	83	89	67	100	82	强推荐
SIGN 国家临床指南：卒中	100	92	85	94	90	100	94	强推荐
AAN 实践指南：症状性颅内动脉粥样硬化狭窄卒中预防	100	86	75	89	69	100	86	强推荐

续表

指南名称	范围和目的	参与人员	指南制定的严谨性	指南呈现的清晰性	指南的应用性	指南编撰的独立性	总体评价	推荐级别
ESO 指南：缺血性卒中或短暂性脑缺血发作后长期二级预防的药物干预	100	64	84	86	56	100	82	强推荐
2022 HSFC 加拿大卒中最佳实践建议（第 7 版）：急性卒中的管理	100	100	97	94	88	100	96	强推荐
2022 ESO/ESMINT 快速推荐：急性缺血性卒中和前循环大血管闭塞患者机械取栓术前静脉溶栓的适应证	100	50	89	81	83	100	84	强推荐
2021 共识指南：PCSK9 抑制剂在脑卒中患者血管事件的二级预防中的应用	94	33	56	64	67	100	69	强推荐

续表

指南名称	范围和目的	参与人员	指南制定的严谨性	指南呈现的清晰性	指南的应用性	指南编撰的独立性	总体评价	推荐级别
日本急性缺血性卒中诊疗指南 2021	94	72	76	89	75	100	84	强推荐
AHA/ASA 指南：卒中和短暂性脑缺血发作患者的卒中预防（2021）	100	97	86	86	75	100	91	强推荐
ESO 指南：急性缺血性卒中的静脉溶栓治疗	100	61	83	92	77	100	86	强推荐
AHA/ASA 指南：急性缺血性卒中患者的早期管理（2019）	97	78	90	97	69	96	88	强推荐

二、出血性卒中治疗指南质量评价

以下共纳入中英文指南 13 篇，其中中文指南 7 篇，英文指南 6 篇，根据 AGREE Ⅱ评价具体推荐结果分别见表 1–7、表 1–8。

表 1-7　国内出血性卒中治疗指南质量评价（%）

指南名称	范围和目的	参与人员	制定的严谨性	呈现的清晰性	应用性	编撰的独立性	总体评价	推荐级别
中国重症卒中管理指南 2024	94	61	50	86	35	50	63	强推荐
中国破裂颅内动脉瘤临床管理指南 2024	100	53	85	89	31	54	69	强推荐
中国脑血管病临床管理指南（第 2 版）（节选）——第 5 章 脑出血临床管理 2023	97	53	73	81	50	100	76	强推荐
中国脑血管病临床管理指南（第 2 版）（节选）——第 6 章 蛛网膜下腔出血临床管理推荐意见 2023	100	61	76	92	60	100	82	强推荐
出凝血功能障碍相关性脑出血中国多学科诊治指南 2021	83	42	31	61	31	50	50	推荐

续表

指南名称	范围和目的	参与人员	制定的严谨性	呈现的清晰性	应用性	编撰的独立性	总体评价	推荐级别
高血压性脑出血中国多学科诊治指南 2020	94	50	46	61	33	50	56	推荐
中国脑出血诊治指南 2019	94	44	52	78	33	54	59	推荐

表 1-8　国外出血性卒中治疗指南质量评价（%）

指南名称	范围和目的	参与人员	制定的严谨性	呈现的清晰性	应用性	编撰的独立性	总体评价	推荐级别
英国国家卒中临床指南 2023	100	92	85	94	90	100	94	强推荐
动脉瘤性蛛网膜下腔出血患者管理指南：美国心脏协会 / 美国卒中协会指南 2023	100	89	82	92	88	100	92	强推荐
动脉瘤性蛛网膜下腔出血的神经重症监护管理指南 2023	89	64	77	92	56	100	80	强推荐
美国心脏协会 / 美国卒中协会自发性脑出血管理指南 2022	97	97	90	94	85	100	94	强推荐
加拿大脑卒中最佳实践建议：自发性脑内出血的管理，第 7 版 2020	97	67	79	86	58	100	81	强推荐
欧洲卒中组织急性脑出血口服抗凝药逆转指南 2019	100	67	68	86	58	100	80	强推荐

第三节　脑卒中治疗用药解读

一、缺血性卒中治疗用药解读

缺血性卒中按照病因主要分为大动脉粥样硬化型、心源性栓塞型、小动脉闭塞型、其他明确原因型和不明原因型等五型。根据病因分型不同，所选择的主要治疗策略也不尽相同。常用的脑卒中治疗药物包括溶栓药、抗血小板药、抗凝药、他汀类降脂药、改善循环药及神经保护剂、降纤药、扩容药等。

表 1-9　2021 年及 2023 年缺血性卒中指南的用药推荐

药品类别	药物名称	指南推荐意见解读
溶栓药	注射用重组人 TNK 组织型纤溶酶原激活剂	rt-PA 的变构体，对纤维蛋白的特异性更高，作用时间长。研究表明，其溶栓的有效性不劣于 rt-PA。且 TIMELESS 研究指出，发病 4.5~24h 的 NIHSS ＞ 5 分的患者，MRA/CTA 显示大动脉闭塞且 CT、MRI 灌注影像显示有可挽救脑组织，两组患者 90d 良好功能结局的比例差异无统计学意义。TRACE-III 研究纳入发病 4.5~24h、NIHSS 评分 6~25 分、无法进行机械取栓的大动脉闭塞性缺血性卒中的中国患者，灌注影像分析提示有梗死核心 / 低灌注不匹配，结果显示与标准药物治疗组相比，替奈普酶组的 3 个月极好功能结局（mRS 评分 0~1 分）比例显著更高

续表

药品类别	药物名称	指南推荐意见解读
溶栓药	阿替普酶	rt-PA 是一种重组组织纤溶酶原激活物，用于急性脑卒中的溶栓治疗，在排除绝对禁忌证和评估相对禁忌证条件下，溶栓时间窗在 4.5h 内。随着 2021 及 2023 指南的更新，“缺血半暗带”理论逐渐完善和推广，应用“扩散加权成像与液体衰减反转恢复不匹配”模式评估，有望将阿替普酶应用时间窗拓宽至 9h。对于高龄患者，年龄大于 80 岁与 80 岁以下患者接受阿替普酶的静脉溶栓有效性相似，且颅内出血与年龄无关。对于妊娠期女性，阿替普酶并非禁忌药，药品不会透过胎盘，但是否会进入乳汁尚不明确。18 岁以下未成年人使用阿替普酶的安全性和有效性尚未确定
	尿激酶注射液	发病 6h 内的急性缺血性卒中患者，若不适合 rt-PA 治疗，应按照适应证和禁忌证，给予尿激酶治疗
抗血小板药	阿司匹林	对于不符合静脉溶栓或血管内取栓且无禁忌证的缺血性卒中患者，应尽早给予口服阿司匹林 150~300mg/d，急性期后改为预防量，（50~300mg/d）。溶栓治疗者，阿司匹林等抗血小板药物应在 24h 后开始使用，若合并其他特殊疾病，则经过评估在 24h 内使用
	替格瑞洛	目前临床未证实替格瑞洛治疗轻型卒中的安全性与有效性优于阿司匹林，不推荐替格瑞洛替代阿司匹林用于轻型卒中的急性期治疗。替格瑞洛安全性与阿司匹林相似，可考虑作为有阿司匹林禁忌证患者的替代药物

续表

药品类别	药物名称	指南推荐意见解读
抗血小板药	氯吡格雷	对于阿司匹林无法耐受的患者，可考虑使用氯吡格雷进行治疗。若患者未接受静脉溶栓治疗的轻型卒中（NIHSS < 3），应在发病后 24h 内尽快启动双抗治疗并维持 21 天
	替罗非班	2021 年《中国脑卒中防治指导规范》指出血管内机械取栓后 24h 内使用抗血小板药物替罗非班的疗效与安全性有待进一步研究，可结合患者个体化评估后进行决策。2023 年《中国急性缺血性卒中治疗指南》提出，对于急性非大 – 中动脉闭塞性致残性缺血性卒中患者（发病 24h 内不宜进行静脉溶栓或血管内机械取栓治疗；或发病后 24~96h 内症状进展；或静脉溶栓后出现早期症状加重或静脉溶栓治疗后 4~24h 内症状无改善），静脉使用替罗非班可改善预后，但症状性颅内出血轻度增加，临床医生需充分评估获益和出血风险
抗凝药	新型口服抗凝药	对于伴房颤的急性缺血性卒中患者，早期使用新型抗凝剂进行抗凝是安全的，可在充分沟通、并评估卒中复发和出血风险后，在卒中后早期个体化启动新型抗凝剂进行抗凝；特殊情况下，溶栓后还需要抗凝治疗的患者，应在 24h 后使用抗凝剂
降脂药	他汀类药物	急性缺血性卒中发病前服用他汀类药物的患者，可继续使用他汀类药物治疗；根据患者年龄、性别、卒中亚型、伴随疾病及耐受性等临床特征，确定他汀类药物的治疗种类及强度
降纤药	降纤酶、巴曲酶等	对不适合溶栓并经过严格筛选的脑梗死患者，特别是高纤维蛋白原血症者可用降纤药治疗

续表

药品类别	药物名称	指南推荐意见解读
扩血管药	马来酸桂哌齐特	大多数缺血性卒中患者不推荐扩血管药物治疗。在临床工作中，根据随机对照试验（RCT）结果，个体化应用马来酸桂哌齐特注射液
改善循环药	丁基苯酞	丁基苯酞为我国开发的I类新药，在指南中列举了一些随机、双盲试验，结果提示，丁基苯酞对于改善功能、神经功能缺损和生活能力评分均有改善
	人尿激肽酶原	人尿激肽酶原是近年来国内开发的另一个I类新药，RCT提示，其对脑梗死的功能改善较安慰剂组有明显改善且安全。因此，可依据RCT结果，个体化应用丁基苯肽、人尿激肽酶原
神经保护药	依达拉奉右莰醇	一项多中心RCT提示，此药物可显著改善缺血卒中患者90d功能评分

二、出血性卒中治疗用药解读

脑出血属临床常见病、多发病，是多种原因导致脑血管破裂而引起的脑实质出血。脑水肿是脑出血后必然出现的病理生理过程，是导致脑出血后“二次脑损伤”的最重要原因。目前临床上常用的脑出血后脑水肿治疗药物包括甘露醇、甘油果糖及高渗盐水等。

蛛网膜下腔出血（Subarachnoid Hemorrhage，SAH）

是一种脑卒中，指脑底部或脑表面血管破裂后，血液流入蛛网膜下腔引起相应临床症状的一种疾病，占所有脑卒中的5%~10%。脑血管造影检查发现有近2/3的SAH患者发生脑血管痉挛。除了采用手术治疗的方式清除引起脑血管痉挛的病因，如蛛网膜下腔积血外，临床经常通过给予SAH患者药物治疗，降低SAH后脑血管痉挛和迟发性脑缺血的发生率和严重程度，以此来改善患者的神经系统预后。目前临床上常用的防痉挛药包括尼莫地平、法舒地尔等。

表1-10　脱水药、防痉挛药物指南推荐意见解读

药品类别	药物名称	指南推荐意见解读
脱水药	甘露醇注射液	患者降颅压药物首选甘露醇，用量及疗程依个体化而定。同时密切监测心、肾及电解质情况，急性肾功能不全者慎用
	高渗盐水	患者降颅压药首选甘露醇，甘露醇无效时可选用高渗盐水静脉滴注，用量及疗程依个体化而定。使用高渗盐水应监测血清渗透压和血钠浓度，短期内血钠浓度的快速上升可导致严重不良反应，应注意评估患者的容量负荷状况，心功能不全、肝硬化等患者慎用
	甘油果糖注射液	患者降颅压药应根据患者的具体情况选择药物种类、剂量及给药频次，必要时可用甘油果糖
	白蛋白注射液	患者降颅压药应根据患者的具体情况选择药物种类、剂量及给药频次，必要时可用白蛋白

续表

药品类别	药物名称	指南推荐意见解读
防痉挛药	尼莫地平片	蛛网膜下腔出血患者入院后早期首选口服尼莫地平片进行抗脑血管痉挛治疗
	尼莫地平注射液	对于无法口服给药的蛛网膜下腔出血患者，在入院后早期，可考虑静脉应用尼莫地平
	法舒地尔注射液	蛛网膜下腔出血患者，可使用法舒地尔替代尼莫地平进行抗脑血管痉挛治疗

第四节　脑卒中治疗中药辨证论治

脑卒中属于中医“中风病”，从病理上分为缺血性中风和出血性中风，分别对应西医的缺血性脑卒中及出血性脑卒中。脏腑功能失调，气血亏虚是发病的基础，劳倦内伤、忧思恼怒、饮食不节、用力过度或气候骤变等多为发病诱因。在此基础上，痰浊、瘀血内生，或阳化风动，血随气逆，导致脑脉痹阻或血溢脑脉之外，脑髓神机受损而发为中风病。病位在脑髓血脉，涉及心、肝、脾、肾等多个脏腑。常由于脑络受损、神机失用而导致多脏腑功能紊乱。病性属本虚标实。急性期以风、火、痰、瘀等标实证候为主，恢复期及后遗症期则表现为虚实夹杂或本虚之证，而痰瘀互阻往往贯穿中风病的始终。

一、缺血性卒中的中药辨证治疗

（一）中脏腑

1. 痰湿蒙神证

（1）治法　化痰熄风，开窍醒神。

（2）推荐方药　涤痰汤加减，法半夏 9g、陈皮 9g、枳实 9g、胆南星 6g、茯苓 15g、石菖蒲 9g、竹茹 6g、远志 9g、丹参 15g、甘草 9g 等；合用苏合香丸鼻饲。

（3）出处　涤痰汤出自《奇效良方》，苏合香丸出自《太平惠民和剂局方》。

2. 痰热内闭证

（1）治法　清热化痰，醒脑开窍。

（2）推荐方药　清心宣窍汤加减，黄连 9g、栀子 9g、丹参 15g、天麻 9g、钩藤（后下）15g、石菖蒲 9g、牡丹皮 9g、羚羊角粉（冲服）0.6g 等；鼻饲安宫牛黄丸。

（3）出处　安宫牛黄丸出自《温病条辨》。

3. 元气败脱证

（1）治法　扶助正气，回阳固脱。

（2）推荐方药　参附汤加减，人参（单煎）15g、附子（先煎）9g 等鼻饲。

（3）出处　参附汤参考《中国缺血性中风中成药合理使用指导规范》附录。

（二）中经络

1. 风痰阻络证

（1）治法　熄风化痰，活血通络。

（2）推荐方药　化痰通络汤加减。茯苓 10g、半夏 9g、生白术 9g、天麻 12g、胆南星 6g、天竺黄 6g、紫丹参 15g、香附 9g、酒大黄 6g、三七粉 3g 等冲服。

2. 风火上扰证

（1）治法　平肝熄风，清热泻火。

（2）推荐方药　天麻钩藤饮加减。天麻 9g、钩藤（后下）15g、石决明（先煎）30g、川牛膝 9g、黄芩 9g、栀子 9g、夏枯草 9g、胆南星 6g 等。

（3）出处　天麻钩藤饮出自《中医内科杂病证治新义》。

3. 气虚血瘀证

（1）治法　益气活血。

（2）推荐方药　补阳还五汤加减。黄芪 30g、当归 9g、桃仁 9g、红花 9g、赤芍 15g、川芎 9g、地龙 9g 等。心悸、胸闷、脉结代者合用生脉散。

（3）出处　补阳还五汤出自《医林改错》。

4. 阴虚风动证

（1）治法　滋阴潜阳，息风通络。

（2）推荐方药　镇肝熄风汤加减。白芍 15g、天冬 9g、玄参 9g、枸杞 9g、龙骨 15g、牡蛎 15g、牛膝 9g、当归 9g、天麻 9g、钩藤 12g、丹参 12g 等。

（3）出处　镇肝熄风汤出自《医学衷中参西录》。

5. 肝肾亏虚证

（1）治法　滋养肝肾。

（2）推荐方药　左归丸合用地黄饮子加减。地黄 10g、首乌 15g、枸杞 12g、山萸肉 10g、麦冬 9g、石斛 9g、当归 9g、鸡血藤 15g 等。

（3）出处　左归丸出自《景岳全书》，地黄饮子参考《中国脑梗死中西医结合诊治指南》。

二、出血性卒中的中药辨证治疗

1. 肝阳暴亢，风火上扰证

（1）治法　平肝潜阳，清热息风。

（2）推荐方药　天麻钩藤饮加减。天麻 9g，钩藤（后下）12g，石决明（先煎）30g，川牛膝 12g，杜仲 9g，桑寄生 9g，黄芩 9g，栀子 9g，益母草 9g，夜交藤 9g，茯神 9g。

（3）出处　天麻钩藤饮出自《中医内科杂病证治新义》。

2. 痰热腑实，风痰上扰证

（1）治法　化痰通腑。

（2）推荐方药　星蒌承气汤加减。瓜蒌 30g，胆南星 6g，大黄（后下）9g，芒硝（冲服）9g，丹参 15g。

（3）出处　星蒌承气汤出自王永炎院士经验方。

3. 阴虚风动证

（1）治法　滋养肝肾，潜阳息风。

（2）推荐方药　镇肝息风汤加减。牛膝 15g，代赭石（先煎）30g，龙骨（先煎）15g，牡蛎（先煎）15g，龟甲（先煎）15g，白芍 9g，玄参 15g，天冬 15g，川楝子 6g，麦芽 6g，茵陈（后下）6g，甘草 6g。

（3）出处　镇肝息风汤出自《医学衷中参西录》。

4. 痰热内闭清窍证

（1）治法　清热化痰，醒神开窍。

（2）推荐方药　羚羊角汤加减，配合灌服或鼻饲安宫牛黄丸。羚羊角粉（冲服）0.6g，龟甲（先煎）15g，生地黄 12g，牡丹皮 9g，白芍 12g，夏枯草 6g，石决明（先煎）30g。

（3）出处　羚羊角汤参考《中国缺血性中风中成药合理使用指导规范》附录，安宫牛黄丸出自《温病条辨》。

5. 痰湿蒙塞清窍证

（1）治法　温阳化痰，醒神开窍。

（2）推荐方药　涤痰汤加减，配合灌服或鼻饲苏合香丸。法半夏9g，陈皮9g，枳实9g，胆南星6g，茯苓15g，石菖蒲9g，竹茹6g，远志9g，丹参15g，甘草9g。

（3）涤痰汤出自《奇效良方》，苏合香丸出自《太平惠民和剂局方》。

6. 元气败脱，神明散乱证

（1）治法　益气回阳固脱。

（2）推荐方药　参附汤加减，或合生脉散加减。人参（单煎）12g，附子（先煎）9g。

（3）出处　参附汤参考《中国缺血性中风中成药合理使用指导规范》附录，生脉散出自《医学启源》。

7. 气虚血瘀证

（1）治法　益气回阳固脱。

（2）推荐方药　补阳还五汤加减。黄芪30g，当归尾6g，赤芍9g，地龙6g，川芎6g，红花9g，桃仁9g。

（3）出处　补阳还五汤出自《医林改错》。

2 第二章 脑卒中治疗用药概述

第一节　脑卒中治疗用药分类

一、缺血性卒中治疗用药分类

（一）溶栓药物

溶栓药物根据其上市时间可以分为三代，根据其纤溶酶激活方式分类又可以分为特异性纤溶酶原激活剂和非特异性纤溶酶原激活剂，见表 2-1。

表 2-1　溶栓药物分类、常见药物、作用机制

分类	常见药物	作用机制
第一代（非特异性纤溶酶原激活剂）	注射用尿激酶	直接作用于内源性纤维蛋白溶解系统，催化裂解纤溶酶原成纤溶酶，降解纤维蛋白凝块和血液循环中的纤维蛋白原、凝血因子Ⅴ和Ⅷ等，从而溶解血栓
第二代（特异性纤溶酶原激活剂）	注射用阿替普酶	通过与纤维蛋白结合，直接激活纤溶酶原转化为纤溶酶，导致纤维蛋白降解和血块溶解
第三代（特异性纤溶酶原激活剂）	注射用替奈普酶	通过与纤维蛋白结合被激活，诱导纤溶酶原转化为纤溶酶，导致纤维蛋白降解和血块溶解
	注射用重组人 TNK 组织型纤溶酶原激活剂	

（二）抗血小板药物

抗血小板药物根据其作用机制分为5类：环氧化酶抑制剂，如阿司匹林、吲哚布芬；血栓素合成酶抑制剂，如奥扎格雷；磷酸二酯酶抑制剂，如双嘧达莫、西洛他唑；二磷酸腺苷受体抑制剂，如氯吡格雷、替格瑞洛；血小板糖蛋白Ⅱb/Ⅲa受体拮抗剂，如替罗非班、依替巴肽、阿昔单抗（国内未上市）。抗血小板药物分类、常见药物、作用机制见表2-2。

表2-2 抗血小板药物分类、常见药物、作用机制

分类	常见药物	作用机制
环氧化酶抑制剂	阿司匹林肠溶片/肠溶胶囊/缓释片/缓释胶囊	不可逆性抑制血小板环氧化酶-1（COX-1），导致血栓素 A_2（TXA_2）生成减少，从而抑制血小板的聚集
	吲哚布芬片	可逆性抑制血小板环氧化酶，使 TXA_2 生成减少；抑制二磷酸腺苷（ADP）、肾上腺素、血小板活化因子（PAF）、胶原和花生四烯酸诱导的血小板聚集；降低血小板、三磷酸腺苷、血清素、血小板因子3、血小板因子4和β-凝血球蛋白的水平，降低血小板黏附性
血栓素合成酶抑制剂	注射用奥扎格雷钠、奥扎格雷钠注射液、奥扎格雷钠氯化钠注射液、奥扎格雷钠葡萄糖注射液	高效、选择性血栓素合成酶抑制剂，通过抑制 TXA_2 的产生及促进前列环素（PGI_2）的生成来改善两者的平衡失调，具有抗血小板聚集和扩张血管作用

续表

分类	常见药物	作用机制
磷酸二酯酶抑制剂	双嘧达莫片 / 分散片、注射用双嘧达莫、双嘧达莫注射液	通过以下途径升高环磷酸腺苷（cAMP）浓度，抑制血小板的聚集：1）抑制血小板、上皮细胞和红细胞摄取腺苷，升高局部腺苷浓度，作用于 TXA_2 受体，刺激腺苷酸环化酶，升高血小板内 cAMP 水平；2）抑制磷酸二酯酶活性；3）抑制 TXA_2 的形成；4）增强内源性 PGI_2
	西洛他唑片 / 胶囊	通过抑制血小板磷酸二酯酶 III 的活性，减少 cAMP 的降解，从而升高血管和血小板 cAMP 浓度，发挥抑制血小板聚集作用
二磷酸腺苷受体抑制剂	硫酸氢氯吡格雷片	不可逆抑制 ADP 与血小板 P2Y12 受体的结合，从而抑制血小板的聚集
	替格瑞洛片 / 分散片	可逆性与血小板 P2Y12 受体相互作用，阻断信号传导和血小板活化，产生抑制血小板聚集的作用
血小板糖蛋白 IIb/IIIa 受体拮抗剂	盐酸替罗非班注射液、注射用盐酸替罗非班、盐酸替罗非班注射用浓溶液	可逆性、竞争性阻断纤维蛋白原、血友病因子和其他黏附配体与血小板受体的结合，阻止血小板聚集
	依替巴肽注射液	
	阿昔单抗注射液	不可逆性、竞争性阻断纤维蛋白原、血友病因子和其他黏附配体与血小板受体的结合，阻止血小板聚集

（三）抗凝药物

抗凝药物根据其给药途径可以分为非口服抗凝药和口服抗凝药，非口服制剂包括有肝素类和非肝素类抗凝药，口服抗凝药物根据其作用机制分为维生素K拮抗剂、凝血酶直接抑制剂、选择性Xa直接抑制剂。口服抗凝药物分类、常见药物、作用机制见表2-3。

表2-3 口服抗凝药物分类、常见药物、作用机制

分类	常见药物	药物作用机制
维生素K拮抗剂	华法林钠片	抑制维生素K环氧化物还原酶，限制凝血因子Ⅱ、Ⅶ、Ⅸ、Ⅹ合成，从而产生抗凝作用
凝血酶直接抑制剂	达比加群酯胶囊	与凝血酶的纤维蛋白特异性位点结合，阻断凝血瀑布的发生，抑制凝血作用
选择性Xa直接抑制剂	利伐沙班片/利伐沙班干混悬剂	直接、可逆、选择性的阻断Xa因子活性位点，产生抗凝作用
	甲苯磺酸艾多沙班片	
	阿哌沙班片	

（四）调脂药物

调脂药物依据其作用机制可以分为：3-羟基-3-甲基戊二酰辅酶A还原酶抑制剂，如阿托伐他汀、瑞

舒伐他汀、氟伐他汀、洛伐他汀、匹伐他汀、普伐他汀、辛伐他汀；胆固醇吸收抑制剂，如依折麦布、海博麦布；前蛋白转化酶枯草溶菌素 9 抑制剂（PCSK9 抑制剂），如依洛尤单抗、阿利西尤单抗、托莱西单抗、英克司兰；抗脂质氧化剂，如普罗布考；胆酸螯合剂，如考来烯胺等；贝特类药物，如非诺贝特、苯扎贝特、环丙贝特、吉非罗齐、非诺贝酸等；高纯度 ω3 脂肪酸，如 ω3 脂肪酸乙酯 90、多烯酸乙酯、复方亚油酸乙酯等；烟酸类药物，如烟酸、阿昔莫司；其他调脂药物，如脂必泰、多廿烷醇等。1~5 及第 9 类药物主要用于降低低密度脂蛋白水平，6~8 类药物主要用于降低甘油三酯（TG）水平。随着科学研究的不断深入，作用于新靶点的调脂药物也不断问世，如 ApoB100 合成抑制剂 mipomersen、血管生成素样蛋白 3、全人源单抗 evinacumab、ApoC3 抑制剂 volanesorsen 均已在国外上市，但目前我国尚未上市。前 3 类调脂药物分类、常见药物以及作用机制见表 2–4。

表 2–4　调脂药物分类、常见药物及作用机制

分类	常见药物	作用机制
3– 羟基 –3– 甲基戊二酰辅酶 A 还原酶抑制剂	阿托伐他汀钙片 / 胶囊 / 分散片	抑制胆固醇合成限速酶，即 3 羟基 3 甲基戊二酰辅酶 A 还原酶，减少胆固醇合成，并通过增加肝脏细胞表面 Ldl 受体以增强 Ldl 的摄取和代谢
	瑞舒伐他汀钙片 / 分散片 / 胶囊	

分类	常见药物	作用机制
3- 羟基 -3- 甲基戊二酰辅酶 A 还原酶抑制剂	氟伐他汀钠缓释片 / 胶囊	抑制胆固醇合成限速酶，即 3- 羟基 -3- 甲基戊二酰辅酶 A 还原酶，减少胆固醇合成，并通过增加肝脏细胞表面 Ldl 受体以增强 Ldl 的摄取和代谢
	洛伐他汀片 / 胶囊 / 分散片 / 颗粒	
	匹伐他汀钙片 / 分散片	
	普伐他汀钠片 / 胶囊	
	辛伐他汀片 / 分散片 / 滴丸 / 胶囊 / 咀嚼片	
胆固醇吸收抑制剂	依折麦布片	在小肠绒毛上皮的刷状缘，与甾醇载体尼曼匹克 C1 相互作用，抑制胆固醇在肠道的吸收，从而减少小肠中胆固醇向肝脏转运，使肝脏胆固醇贮存量降低而增加血液中胆固醇的清除
	海博麦布片	
前蛋白转化酶枯草溶菌素 9 抑制剂（PCSK9 抑制剂）	阿利西尤单抗注射液	与 PCSK9 结合，抑制循环中的 PCSK9 与低密度脂蛋白受体（Ldl-R）结合，从而阻断 PCSK9 介导的 Ldl-R 降解，使 Ldl-R 可重新循环至肝细胞表面，降低 Ldl-C 水平
	依洛尤单抗注射液	
	托莱西单抗注射液	
	英克司兰注射液	通过降解肝脏中 PCSK9 mRNA 来阻断 PCSK9 蛋白的合成，增加 Ldl-C 受体的再循环和肝细胞表面的表达，增加肝脏对 Ldl-C 的摄取，降低循环中的 Ldl-C 水平

（五）扩张血管药物

马来酸桂哌齐特属于钙通道阻滞剂，通过阻止 Ca^{2+} 跨膜进入血管平滑肌细胞，使血管平滑肌松弛，脑血管、冠状血管和外周血管扩张，缓解血管痉挛、降低血管阻力、增加血流量，从而改善脑代谢。此外该药物还可以抑制 cAMP 磷酸二酯酶，使 cAMP 数量增加，增强腺苷和 cAMP 的作用，降低氧耗；还能提高红细胞的柔韧性和变形性，提高其通过细小血管的能力，降低血液黏性，改善微循环。目前国内已上市的药物为马来酸桂哌齐特注射液。

（六）改善循环药物

目前国内用于改善脑血循环的药物主要有丁基苯酞、人尿激肽原酶，这两个药物都属于国家 I 类化学新药。

丁基苯酞是从芹菜籽中提取出来的，该药物可以提高脑血管内皮 NO 和 PGI_2 的水平，降低细胞内钙离子浓度，抑制谷氨酸释放，减少花生四烯酸生成，清除氧自由基，提高抗氧化酶活性等，通过作用于脑缺血的多个病理环节改善脑缺血区的微循环和血流量、增加缺血区毛细血管数量、减轻脑水肿、改善脑能量代谢、减少神经细胞凋亡从而改善缺血性卒中患者的临床症状，促进其功能恢复。目前国内已上市的药物为丁苯酞氯化钠注射液、丁苯酞软胶囊。

尤瑞克林是从新鲜人尿中提取精制的一种由238个氨基酸组成的糖蛋白，能将激肽原转化为激肽和血管舒张素，能选择性扩张脑梗死部位细小动脉，改善局部循环，减轻炎性反应及氧化应激水平，促进小血管生成，并减少神经元及神经胶质细胞凋亡。目前国内已上市的药物为注射用尤瑞克林。

（七）神经保护剂

目前临床中常用的西药神经保护剂主要有依达拉奉右莰醇、胞二磷胆碱/胞磷胆碱、吡拉西坦，各药物的作用机制不同。

依达拉奉是一种抗氧化剂和自由基清除剂，能够抑制脂质过氧化，从而抑制脑细胞、血管内皮细胞、神经细胞的氧化损伤。右莰醇是小分子二环萜类有机化合物，极易通过血脑屏障，且在脑内可长时间存在，具有显著的抗炎活性，可抑制炎性细胞因子肿瘤坏死因子-α（TNF-α）、白介素-1β（IL-1β）的表达和致炎蛋白环氧化酶抑制剂和诱导型一氧化氮合酶（iNOS）的表达，进而减少脑细胞的死亡。目前国内已上市的药物包括依达拉奉注射液、依达拉奉右莰醇注射液、依达拉奉右莰醇舌下片。

胞二磷胆碱是核苷衍生物，能够增加细胞膜的稳定性，增加谷胱甘肽水平，抑制磷脂水解和花生四烯酸生成，从而限制了氧自由基和脂质过氧化物的产生。同时该药还可增加大脑血流量，促进大脑的能量代谢，改善脑循环，从而起到神经保护作用。目前国内已上市且常用的药物包括胞磷胆碱钠片、胞磷胆碱钠胶囊、胞二磷胆碱钠注射液、胞磷胆碱钠注射液等。

吡拉西坦属于γ-氨基丁酸的环形衍生物，可促进脑内代谢，提高大脑 ATP/ADP 的比值，促进乙酰胆碱合成并增强神经兴奋的传导，对物理和化学因素所致的脑功能损伤有保护作用。对缺氧所致的逆行性健忘有改进作用，可以增强记忆力，提高学习能力。目前国内已上市的药物包括吡拉西坦注射液、吡拉西坦片、吡拉西坦胶囊等。

（八）降纤药

降纤药依据其来源可分为两类：蛇毒类降纤药，如降纤酶、巴曲酶、纤溶酶；非蛇毒类降纤药，如蚓激酶等。此类药物主要用于纤维蛋白原增高或血小板凝集率增高的缺血性脑血管病患者。降纤药物分类、常见药物及作用机制见表 2-5。

表 2-5 降纤药物分类、常见药物及作用机制

分类	常见药物	作用机制
蛇毒类降纤药	降纤酶注射液、注射用降纤酶	降解纤维蛋白原、溶解血栓、抑制血栓形成
	纤溶酶注射液	作用于纤维蛋白原及纤维蛋白，使其降解为小分子可溶片段，易于分解和从血循环中清除，产生去纤维蛋白效应；促使组织纤溶酶原激活物由内皮细胞释放，增强其活性，产生抗血栓作用；降低血小板聚集及血液黏度
	巴曲酶注射液	水解纤维蛋白原，降低纤维蛋白原水平
非蛇毒类降纤药	蚓激酶肠溶胶囊 / 肠溶片	降低纤维蛋白原含量，缩短优球蛋白溶解时间、增加组织型纤溶酶原激活剂的活性，降低纤溶酶原激活剂抑制物的活性

二、出血性卒中治疗用药分类

出血性卒中发病率低于缺血性卒中，具有发病急、症状重、预后差等特点。出血性卒中主要有脑出血和蛛网膜下腔出血两类，二者发病原因不同，治疗用药策略略有不同。

（一）脑出血的治疗药物分类

脑出血治疗要点是血压管理、血糖管理、颅高压

的处理、纠正凝血异常（抗凝抗血小板药物的逆转）、止血治疗和其他对症治疗。因此，相关治疗药物分为以下几类：

1. 脱水药

脑出血患者颅内压的高变异性与其不良预后相关，将脑出血患者早期的颅内压控制在合适的水平，可以改善患者的功能预后。实测颅内压升高（Increased Intracranial Pressure，ICP）≥ 22mmHg，可应用脱水药，利用高渗溶液的脱水作用，降低颅压，改善脑水肿。首选 20% 甘露醇（每天 1~3g/kg），甘露醇在体内不被代谢，经肾小球滤过到肾小管内几乎不被重吸收，起到渗透性利尿作用。甘露醇无效时可以改用高渗盐水，浓度超过 0.9% 的氯化钠注射液都被称为高渗盐水。如果患者存在肾功能不全，可考虑使用甘油果糖氯化钠。和甘露醇相比，甘油果糖氯化钠起效缓慢、作用时间长、无反跳现象，且利尿作用弱，对肾功能影响小。肾功能不全的患者还可以使用利尿剂，如呋塞米、高渗盐水等，用量及疗程依个体而定；应用上述药物时应监测肾功能、电解质和血容量，并注意维持内环境稳定。脱水药常用药品信息，如作用机制、常见不良反应、用药风险及风险处理措施见表 2–6。

表 2-6　脱水药常用药品信息

药物名称	作用机制	常见不良反应	用药风险	风险处理措施
渗透性利尿药				
甘露醇注射液	1. 组织脱水作用：静脉滴注后由于不易由毛细血管渗入组织，因而提高了血浆胶体渗透压，导致组织（包括眼、脑、脑脊液等）细胞内水分向细胞外转运，从而使组织脱水、减轻水肿、降低眼压、颅内压和脑脊液容量及压力 2. 利尿作用	电解质紊乱，肾功能损伤，颅内压反跳，脑水肿加重，再出血等	1. 超敏反应：过敏/类似过敏反应/超敏反应/输液反应 2. 中枢神经系统毒性：意识模糊、嗜睡、昏迷，特别是伴有肾功能损伤时 3. 肾脏并发症风险 4. 高血容量危险 5. 水电解质失衡、高渗血症风险 6. 运动员慎用	1. 停药，采取适当的治疗应对措施 2. 使用前应评估患者收益与风险 3. 观察患者尿量，监测肾功能，一旦发生尿量减少立即停药 4. 用药前评估患者心血管状态；若出现心、肺功能恶化应停止治疗 5. 密切监测电解质生化指标，必要时停药对症治疗

续表

药物名称	作用机制	常见不良反应	用药风险	风险处理措施
甘油果糖氯化钠注射液	1. 组织脱水作用：由于高渗，静脉注射后能提高血浆渗透压，导致组织内（包括眼、脑、脑脊液等）细胞内水分向细胞外转运，从而使组织脱水 2. 通过促进各组织中含有的水分向血液中移动，使血液得到稀释，降低了毛细血管周围的水肿，改善微循环，使脑灌注压升高，脑血流量增大，增加了缺血部位的供血量和供氧量 3. 在体内代谢成水和二氧化碳，产生热量，促进脑代谢，增强脑细胞活力	注射部位及肢体疼痛、静脉炎、静脉穿刺困难 使用本品可能出现血尿或血红蛋白尿，其发生率与滴注速度过快有关，故应严格控制滴注速度（2~3ml/min），一旦发现尿血或血红蛋白尿，应及时停药，2 日内可消失	1. 疑有硬膜下、硬膜外血肿者，应先处理出血，确认无再出血时方可使用本品 2. 本品因含有氯化钠，对需要限制钠摄入的患者，应注意钠摄入量	1. 使用本品时，如发生血尿或血红蛋白尿，应立即停药 2. 心脏病或心力衰竭患者、肾功能障碍、尿崩症、糖尿病患者须慎用 3. 使用前请详细检查，如发生药液混浊或有异物，瓶体细微破裂、瓶盖松动，切勿使用 4. 本品只使用一次，剩余药液，应废弃 5. 老年患者中严重肾功能不全的，会因排泄减少使本药在体内积聚，引起血容量明显增加，加重心脏负荷，诱发或加重心力衰竭 6. 大剂量注射会出现惊觉、麻痹和溶血

续表

药物名称	作用机制	常见不良反应	用药风险	风险处理措施
电解质溶液				
浓氯化钠注射液	提高细胞外液的渗透压，从而使细胞内液的水分移向细胞外，有效降低颅内压，改善脑血流灌注，降颅内压作用时间持久，安全性较高	电解质紊乱、心力衰竭、肾衰竭、出血倾向，静脉炎、脱髓鞘病变及颅内压反跳等	1. 脑、肾、心脏功能不全及血浆蛋白过低者慎用 2. 含钠离子和氯离子，比血浆氯离子浓度高，对已有酸中毒者可能引起高氯性酸中毒	根据临床需求检查血清中钠、钾、氯浓度；血液中酸碱浓度平衡指标、肾功能及血压和心肺功能

2. 凝血异常的逆转药（解毒剂）

药物相关脑出血约占所有脑出血患者的12%~20%。

（1）抗凝药物的逆转

①维生素K拮抗剂（如华法林）是最常见的口服抗凝药物。服用华法林而导致国际标准化比值（INR）升高、凝血酶原时间（PT）延长的脑出血患者，停用华法林，补充维生素K依赖的凝血因子并静脉应用维生素K（初始剂量10mg）纠正INR，或根据情况选用新鲜冻干血浆或浓缩型凝血酶原复合物（PCC）。使用凝血酶原复合物比使用新鲜冰冻血浆（fresh frozen plasma，FFP）并发症更少，纠正INR更为迅速，可作为首选，推荐剂量为20~30IU/kg，在特殊情况下可增加剂量至30~40IU/kg。重组活化凝血因子Ⅶa（recombinant activated coagulation factor Ⅶa，rFⅦa）尽管能降低INR值，但并不能完全纠正凝血异常，不作为常规推荐。急性期在有证据提示出血停止的情况下，因机械性瓣膜、深静脉血栓、肺梗死等因素，必须使用抗凝药物的患者，可给予普通肝素或低分子肝素，具体剂量由相关专科医师共同决定。现有的PCC可分为3类：4种凝血因子PCC（4F-PCC），含治疗剂量的FⅡ、FⅦ、FⅨ及FⅩ；3种凝血因子PCC（3F-PCC），相对于4F-PCC而言，缺乏治疗剂量的FⅦ；活化的凝血酶原复合物（aPCC），也称为第Ⅷ因子旁路活性抑制剂（factor Ⅷ inhibitor-bypassing activity，FEIBA），适用于凝血因子Ⅷ或Ⅸ缺乏时所致的出血。FEIBA 含有主要的活化凝血因子Ⅶ和少量活化凝血因子Ⅱ、Ⅸ、Ⅹ。仅当 4 因子 PCC 不可获得时可考虑 FEIBA。目前我国尚无此类药品。

②普通肝素相关脑出血，应立即停用肝素，予以鱼精蛋白拮抗。

（2）抗血小板药物的逆转　目前无证据显示有特效药可以逆转，使用抗血小板药物的脑出血患者，抗血小板药物的使用与出血后血肿的扩大和患者不良预后的相关性目前尚无定论。对于血小板功能低下、血肿有扩大倾向或需急诊清除血肿的患者，可以输注 1U 的单采血小板或 5U 的多采血小板，输入后能够提供约 20×10^9~30×10^9/L 的血小板。

（3）新型抗凝药物的逆转　①达比加群的特异性逆转药依达赛珠单抗已于 2019 年进入中国，目前是自费药品。服用达比加群的患者还可考虑行血液透析。②阿哌沙班和利伐沙班的特异性逆转药安迪塞奈于 2023 年在欧盟等国家获得批准，目前在中国未上市。③如果患者在发病前 2 小时内服用过达比加群、利伐沙班或阿哌沙班，可使用活性炭，或者个体化采用 FEIBA、PCCs 或者 rFⅦa 治疗。

（4）溶栓药物相关脑出血　可选择输注抗纤溶药物、冷沉淀等治疗。

纠正凝血异常的药物（解毒剂）活性成分及作用机制见表 2-7。

表 2-7 纠正凝血异常的药物（解毒剂）活性成分及作用机制

分类	解毒药物名称	活性成分	作用机制
抗凝药相关脑出血			
维生素 K 拮抗剂（如华法林）	维生素 K_1 注射液	维生素 K_1	参与肝脏内凝血因子Ⅱ、Ⅶ、Ⅸ、Ⅹ的合成
	新鲜血浆 FFP	包含所有的凝血因子	—
	冻干人凝血酶原复合物 Kcentra（4 因子 PCC，我国未上市）	FⅡ、FⅦ、FⅨ、FX	维生素 K 依赖的在肝脏合成的四种凝血因子
	注射用重组人凝血因子Ⅶa（诺其）	rFⅦa	凝血因子Ⅶa 与组织因子结合，形成的复合物激活 FⅨ、FX 转化为 FⅨa、FXa，触发凝血酶原向凝血酶转化，凝血酶激活了血小板、FV 和Ⅷ，并通过纤维蛋白原转化为纤维蛋白形成血栓。本品可不依赖于组织因子
普通肝素	硫酸鱼精蛋白注射液	硫酸鱼精蛋白	逆转抗凝血酶Ⅲ的抑制作用

续表

分类	解毒药物名称	活性成分	作用机制
达比加群	依达赛珠单抗（泰毕安）	抗体片段	特异性结合达比加群
	血液透析	—	达比加群经肾脏代谢
	药用炭	活性炭	吸附
	第Ⅷ因子旁路活性抑制剂（FEIBA）、PCCs 或者 rFⅦa	—	—
阿哌沙班 利伐沙班	安迪塞奈（Andexanet，国内未上市）	重组凝血 Xa 因子变体	竞争性结合 FXa
	药用炭	活性炭	吸附
	第Ⅷ因子旁路活性抑制剂（FEIBA）、PCCs 或者 rFⅦa	—	—

续表

分类	解毒药物名称	活性成分	作用机制
抗血小板药相关脑出血			
阿司匹林、氯吡格雷、替罗非班、替格瑞洛等	无特效药，可以输注血小板（指南不推荐）	—	—
溶栓药相关脑出血			
rt-PA	抗纤溶药物（氨甲苯酸、氨甲环酸等）、凝血因子、冷沉淀、血小板	—	与纤溶酶和纤溶酶原上的赖氨酸结合部位（LBS）强烈吸附，组织其与纤维蛋白结合，抑制了纤维蛋白分解而达到止血效果

3. 脑功能改善药和神经保护剂

脑出血后是否使用神经保护剂尚存在争议。有临床报道显示神经保护剂是安全、可耐受的，对临床预后有一定改善作用，但缺乏多中心、安慰剂对照的高质量 RCT 研究报告，因此神经保护剂的疗效与安全性尚需开展更多高质量的临床试验进一步证实。

4. 止血药

抗纤溶药如氨基己酸和氨甲环酸是氨基酸衍生物，具有抗纤维蛋白溶酶，止血，抗变态反应和消炎作用，但增加了迟发性脑缺血及其他血栓事件的危险，总体上并不能改善患者的预后。由于止血药物治疗脑出血临床疗效尚不确定，且可能增加血栓栓塞的风险，不推荐常规使用。

5. 抗高血压药

脑出血的患者常伴有血压升高，收缩压的变异性是预后的预测因子，早期平稳管理血压十分重要。急性期早期收缩压在 150~220mmHg 的患者［格拉斯哥昏迷评分（Glasgow Coma Scale，GCS）评分＞ 5 分］、在没有急性降压禁忌证的情况下，在 6h 内开始降压治疗，1h 内将收缩压降至＜ 140mmHg 并保持至少 7 天是安全的。对于收缩压＞ 220mmHg 的脑出血患者，应积极使用静脉抗高血压药物进行治疗。因脑缺血反应或中枢性原因引起的异常血压升高，则要针对病因进行治疗，不宜单纯盲目降压。脑出血量大、占位效应明显则需要使用甘露醇等脱水治疗。常用的抗高血压药有拉贝洛尔、尼卡地平、乌拉地尔。

6. 其他对症治疗药物

不在本书赘述，详见相关分册。

（二）蛛网膜下腔出血的治疗药物分类和作用机制

SAH 的主要原因约 85% 是由动脉瘤的破裂引发，典型症状是突发的剧烈头痛，往往伴有复杂而严重的并发症，如脑积水、脑血管痉挛、动脉瘤第二次破裂等，会导致神经功能缺损，严重影响生存质量。SAH 的治疗要点是头痛管理（脑血管痉挛和脑水肿）、血压管理、血糖管理、颅高压的处理、镇静、镇痛、止血治疗和其他对症治疗。本部分仅总结抗血管痉挛药物尼莫地平和法舒地尔，详见表 2–8。

1. 抗脑血管痉挛药

尼莫地平是目前脑血管痉挛主要预防药物之一，已被美国卒中协会作为一线药物列入指南。尼莫地平通过有效阻止 Ca^{2+} 进入细胞内、抑制平滑肌收缩，从而达到解除血管痉挛的目的，然而在人体应用该药的作用机制仍不清楚。此外尚有保护和促进记忆力、促进智力恢复的作用。对于已确诊的 SAH 的患者，考虑使用经肠道吸收尼莫地平。如果不适合肠内给药，则只能在专业科室静脉给药。盐酸法舒地尔是一种蛋白激酶抑制剂即细胞内钙离子拮抗剂，通过阻断血管收缩过程的最终阶段，肌球蛋白轻链磷酸化，来扩张血管，抑制血管痉挛。法舒地尔可以预防和缓解脑血管痉挛，改善脑循环，抑制中性粒细胞向蛛网膜下腔浸润。见表 2–8 抗脑血管痉挛常用药品相关信息。

表 2-8　抗脑血管痉挛常用药品相关信息

药物名称	作用机制	常见不良反应	用药风险	风险处理措施
钙通道阻滞剂				
尼莫地平	容易透过血脑屏障，对脑动脉有较强作用。通过有效地组织钙离子进入细胞内、抑制血管平滑肌收缩，达到接触血管痉挛的目的	1. 最常见的不良反应有血压下降（下降的程度与药物剂量相关）、肝炎、皮肤刺痛、胃肠道出血、血小板减少 2. 偶见一过性头晕、头痛、面潮红、呕吐、胃肠不适等。个别患者发生碱性磷酸酶、乳酸脱氢酶升高，血糖升高	1. 尼莫地平注射液含有 23.7% 的乙醇，当按照日推荐剂量（250ml），相当于 50g 2. 用于蛛网膜下腔出血时，虽未显示应用尼莫地平与颅内压升高有关，但建议对颅内压升高或脑水肿患者应密切监测	1. 对于酒精中毒或酒精代谢受损的患者、孕妇或哺乳期妇女、儿童及高危人群（如肝病或癫痫患者）应慎用本品。乙醇配伍禁忌药物与本品同时使用可加强或减弱药效；可能会降低驾驶或操作机器的能力 2. 伴有颅内压增高的患者应联合应用脱水药

续表

药物名称	作用机制	常见不良反应	用药风险	风险处理措施
尼卡地平	通过抑制钙离子向血管平滑肌细胞内流而发挥血管扩张作用，对血管平滑肌的作用是对心肌作用强度的3万倍，血管选择性高于其他钙拮抗剂	1. 较常见者有脚肿、头晕、头痛、脸红，均为血管扩张结果 2. 较少见者有心悸、心动过速、心绞痛加重，常为反射性心动过速的结果，减小剂量或加用β受体拮抗剂可予以纠正 3. 少见者有恶心、口干、便秘、乏力、皮疹等	1. 有可能出现以下严重不良反应：麻痹性肠梗阻、低氧血症、肺水肿、心绞痛、血小板减少、肝功能异常 2. 本品经肝脏代谢，肝肾功能受损的患者慎用 3. 主动脉瓣狭窄的患者和急性脑梗死的患者慎用 4. 本品的辅料D-山梨糖醇在体内代谢生成的果糖不能被正常代谢，遗传性果糖不耐受者慎用	1. 药品的作用会有个体化差异，应密切注意血压和心率的变化 2. 对于高血压急症，停药后会出现血压再度升高，停药时应逐渐减量，停止给药后应密切注意血压变化，改为口服给药后也要警告患者注意血压的反弹 3. 心绞痛患者应慎用本品 4. 充血性心力衰竭或心脏储备功能低下的患者慎用

续表

药物名称	作用机制	常见不良反应	用药风险	风险处理措施
蛋白磷酸酶激酶抑制剂				
法舒地尔	通过阻断血管收缩过程的最终阶段，肌球蛋白轻链磷酸化，来扩张血管，抑制血管痉挛	1. 由于本品使血管扩张，可引起低血压，颜面潮红、反射性心动过速及出血 2. 应用本品有时发生GOT、GPT升高，有时出现皮疹、排尿困难或多尿、嗳气、呕吐，并可出现头痛、发热、意识水平下降和呼吸抑制等不良反应	1. 在临床试验时，本品曾出现颅内出血 2. 本品可引起低血压 3. 本品用药时间为2周，不可长期使用	1. 应密切注意临床症状及CT改变，若发现颅内出血，应立即停药 2. 应注意血压变化及给药速度 3. 审核医嘱时注意患者用药时间

2. 抗高血压药

自发性蛛网膜下腔出血（Aneurysmal Subarachnoid Hemorrhage，aSAH）后高血压可增加再出血的风险，应将收缩压控制在＜160mmHg，并保持平均动脉压＞90mmHg。可静脉予以尼卡地平等钙通道阻滞剂、乌拉地尔等α受体拮抗剂或拉贝洛尔等β受体拮抗剂维持恰当的血压水平。

3. 脱水剂

蛛网膜下腔出血后，脑水肿是常见的并发症之一，可应用甘露醇、甘油果糖等渗透性脱水剂，以减轻脑组织水肿，降低颅内压。常用药物包括甘露醇、甘油果糖、高渗盐水等。

4. 止血药

早期、短疗程抗纤溶药物（如氨基己酸、氨甲环酸）治疗可减少再出血的发生。

5. 其他对症治疗药物

不在本书赘述，详见相关分册。

第二节 脑卒中治疗医保、基药目录收录情况

一、缺血性脑卒中治疗用药医保及基药目录收录情况

1. 抗血小板药物

抗血小板药物相关信息详见表 2–9。

表 2-9 抗血小板药物基药及医保目录收录情况

药品通用名	基本药物收录情况	医保目录收录与用药限制情况
阿司匹林 *	肠溶片：25mg、50mg、0.1g、0.3g	口服常释剂型（不含分散片）[甲] 缓释控释剂型、肠溶缓释片 [乙]
赖氨匹林 *	—	注射剂 [乙]
吲哚布芬 *	片剂：0.2g	口服常释剂型 [乙]
氯吡格雷 *	片剂：25mg、75mg	口服常释剂型 [乙]
替格瑞洛 *	片剂：60mg、90mg	口服常释剂型 [乙]
噻氯匹定 *	—	—

续表

药品通用名	基本药物收录情况	医保目录收录与用药限制情况
双嘧达莫 *	—	口服常释剂型［甲］
西洛他唑	—	口服常释剂型［乙］ 限有慢性动脉闭塞症诊断且有明确的溃疡、间歇性跛行及严重疼痛体征的患者
替罗非班	—	注射剂［乙］ 限急性冠脉综合征的介入治疗
依替巴肽 *	—	注射剂［乙］
奥扎格雷	—	注射剂［乙］ 限新发的急性血栓性脑梗死，支付不超过 14 天
阿司匹林 *、双嘧达莫 *	—	—
氯吡格雷 *、阿司匹林 *	—	片剂［乙］
铝镁匹林 *	—	片剂［乙］

注：表 2–9 至表 2–16 中 * 表示药品医保目录暂无用药限制情况。

2. 抗凝血药物

抗凝血药物相关信息见表 2-10。

表 2-10　抗凝血药物基药及医保目录收录情况

药品通用名	基本药物收录情况	医保目录收录与用药限制情况
华法林 *	片剂	口服常释剂型［甲］
利伐沙班 *	片剂：10mg、15mg、20mg	口服常释剂型［乙］
艾多沙班	—	片剂［乙］ 限华法林治疗控制不良或出血高危的非瓣膜性房颤、深静脉血栓、肺栓塞患者
阿加曲斑 *	—	注射剂［乙］
达比加群酯 *	胶囊：110mg、150mg	口服常释剂型［乙］

3. 溶栓药物

溶栓药物相关信息见表 2-11。

表 2-11　溶栓药物基药及医保目录收录情况

药品通用名	基本药物收录情况	医保目录收录与用药限制情况
重组人 TNK 组织型纤溶酶原激活剂	—	注射用重组人 TNK 组织型纤溶酶原激活剂［乙］ 限急性缺血性卒中 4.5h 内的溶栓治疗

续表

药品通用名	基本药物收录情况	医保目录收录与用药限制情况
阿替普酶	—	注射用阿替普酶［乙］ 限急性心肌梗死发病 12 小时内、脑梗死发病 3 小时内的溶栓治疗，超过说明书规定用药时限的不予支付
重组链激酶 *	—	注射剂［甲］
尿激酶 *	注射用无菌粉末：25 万单位	注射剂［甲］

4. 降纤药

降纤药相关信息见表 2-12。

表 2-12　降纤药物基药及医保目录收录情况

药品通用名	基本药物收录情况	医保目录收录与用药限制情况
降纤酶	—	注射剂［乙］ 限急性脑梗死的急救抢救
纤溶酶	—	注射剂［乙］ 限急性脑梗死的急救抢救
巴曲酶 *	—	注射剂［乙］
蚓激酶 *	—	口服常释剂型［乙］

5. 降脂类药物

降脂类药物相关信息见表 2-13。

表 2-13　降脂类药物基药及医保目录收录情况

药品名称	基本药物收录情况	医保目录收录与用药限制情况
阿托伐他汀 *	片剂：10mg、20mg	口服常释剂型［乙］
氟伐他汀 *	—	口服常释剂型［乙］ 缓释控释剂型［乙］
洛伐他汀 *	—	口服常释剂型［乙］
匹伐他汀 *	—	口服常释剂型［乙］
普伐他汀 *	—	口服常释剂型［乙］
瑞舒伐他汀 *	片剂：5mg、10mg、20mg 胶囊：5mg、10mg、20mg	口服常释剂型［乙］
辛伐他汀 *	片剂：10mg、20mg	口服常释剂型［甲］
依折麦布 *	—	口服常释剂型［乙］
海博麦布	—	片剂［乙］ 限饮食控制以外的辅助治疗，可单独或与 3- 羟基 -3- 甲基戊二酰辅酶 A 还原酶抑制剂（他汀类）联合用于治疗原发性（杂合子型家族性或非家族性）高胆固醇血症

续表

药品名称	基本药物收录情况	医保目录收录与用药限制情况
依洛尤单抗	—	注射剂［乙］ 限降低心血管事件的风险：在已有动脉粥样硬化性心血管疾病的成人患者中，降低心肌梗死、卒中以及冠脉血运重建的风险。通过与最大耐受剂量的他汀类药物联合使用，伴随或不伴随其他降脂疗法，或在他汀类药物不耐受或禁忌使用的患者中，单独用药或与其他降脂疗法联合用药； 限原发性高胆固醇血症（包括杂合子型家族性高胆固醇血症）和混合型血脂异常：可作为饮食的辅助疗法，用于成人原发性高胆固醇血症（杂合子家族性和非家族性）或混合型血脂异常患者的治疗，以降低 Ldl-C 水平：在接受最大耐受剂量的他汀类药物治疗仍无法达到 Ldl-C 目标的患者中，与他汀类药物或与他汀类药物及其他降脂疗法联合用药，或在他汀类药物不耐受或禁忌使用的患者中，单独用药或与其他降脂疗法联合用药；

续表

药品名称	基本药物收录情况	医保目录收录与用药限制情况
依洛尤单抗	—	限纯合子型家族性高胆固醇血症：用于成人或12岁以上青少年的纯合子型家族性高胆固醇血症。可与饮食疗法和其他降低Ldl-C的治疗合用，用于患有纯合子型家族性高胆固醇血症（HoFH）且需要进一步降低Ldl-C的患者
阿利西尤单抗	—	注射剂［乙］ 同伊洛尤单抗
托莱西单抗 *	—	—
英克司兰钠 *	—	—

6. 改善脑循环及神经保护剂

改善脑循环及神经保护剂相关信息见表2-14。

表2-14　改善脑循环及神经保护剂类基药及医保目录收录情况

药品名称	基本药物收录情况	医保目录收录与用药限制情况
川芎嗪	—	注射剂［乙］ 限急性缺血性脑血管疾病，支付不超过14天
桂哌齐特 *	—	—

续表

药品名称	基本药物收录情况	医保目录收录与用药限制情况
曲克芦丁	—	口服常释剂型［乙］ 注射剂［乙］ 注射剂［乙］：限新发的缺血性脑梗死，支付不超过 14 天
天麻素	—	口服常释剂型［乙］ 注射剂［乙］ 注射剂［乙］：支付不超过 14 天
依达拉奉右莰醇	—	注射剂［乙］ 限新发急性缺血性脑卒中患者在发作 48 小时内开始使用，支付不超过 14 天
银杏达莫	—	注射剂［乙］ 限缺血性心脑血管疾病急性期住院患者，支付不超过 14 天
尤瑞克林 *	—	—
丁基苯酞	—	丁苯酞软胶囊［乙］ 丁苯酞氯化钠注射液［乙］ 丁苯酞软胶囊［乙］：限新发的急性缺血性脑卒中患者在发作 72 小时内开始使用，支付不超过 20 天 丁苯酞氯化钠注射液［乙］：限新发的急性缺血性脑卒中患者在发作 48 小时内开始使用，支付不超过 14 天
胞磷胆碱 *	注射液 （2ml：0.25g） 氯化钠注射液、葡萄糖注射液 （100ml：0.25g）	口服常释剂型［乙］ 注射剂［乙］

续表

药品名称	基本药物收录情况	医保目录收录与用药限制情况
吡拉西坦	—	注射剂［乙］ 口服常释剂型［乙］ 注射剂［乙］：限脑外伤所致的脑功能障碍患者，支付不超过 14 天
银杏叶提取物	—	口服常释剂型［乙］ 口服液体剂［乙］ 注射剂［乙］ 注射剂［乙］：限缺血性心脑血管疾病急性期住院患者；限耳部血流及神经障碍患者，支付不超过 14 天

二、出血性脑卒中治疗用药医保及基药目录收录情况

1. 脱水降颅压药物

脱水降颅压药物相关信息见表 2-15。

表 2-15　脱水降颅压药物基药及医保目录收录情况

药品名称	基本药物收录情况	医保目录收录与用药限制情况
甘露醇 *	注射液：20ml：4g、50ml：10g、100ml：20g、250ml：50g 注射液：3000ml：150g（冲洗用）	注射剂［甲］ 冲洗剂［乙］
甘油果糖 *	氯化钠注射液：250ml、500ml	注射剂［甲］

2. 预防血管痉挛药物

预防血管痉挛药物相关信息见表 2-16。

表 2-16　预防血管痉挛药物基药及医保目录收录情况

药品名称	基本药物收录情况	医保目录收录与用药限制情况
尼莫地平 *	片剂、胶囊：20mg、30mg	口服常释剂型［甲］ 注射剂［乙］
法舒地尔 *	—	注射剂［乙］

三、脑卒中治疗中药制剂医保及基药目录收录情况

根据《国家基本医疗保险、工伤保险和生育保险药品目录（2023 年）》中成药部分的整理结果，可用于脑卒中治疗的中药注射剂和中成药列表如下，其中中药注射剂共 17 种，中成药（含协议期内谈判药品部分）共 62 种。

可用于治疗脑卒中的中药注射剂根据药品分类，可分为清热剂（如清开灵注射液）、开窍剂（如醒脑静注射液）、祛瘀剂（如血塞通注射液），详见表 2-17。

治疗脑卒中的中成药根据药品分类，可分为开窍剂（如安宫牛黄丸等）、祛瘀剂（如通心络片等）、治风剂（如人参再造丸等），详见表 2-18。

表 2-17　治疗脑卒中的中药注射剂医保及基药目录收录情况汇总表

药品分类	药品名称	主要组成	功能主治	备注
清热解毒剂	清开灵 注射液［甲］	胆酸、珍珠母（粉）、猪去氧胆酸、栀子、水牛角（粉）、板蓝根、黄芩苷、金银花	清热解毒，化痰通络，醒神开窍。用于热病、神昏、中风偏瘫及神志不清；急性肝炎、上呼吸道感染、肺炎、脑血栓形成、脑出血等	限二级及以上医疗机构
清热开窍剂	醒脑静 注射液［乙］	人工麝香、栀子、郁金、冰片	清热解毒，凉血活血，开窍醒脑。用于气血逆乱，脑脉瘀阻所致的中风昏迷、偏瘫口㖞、外伤头痛、神志昏迷；酒毒攻心，头痛呕恶，昏迷抽搐。脑栓塞、脑出血急性期、颅脑外伤，急性酒精中毒等	限二级及以上医疗机构并有中风昏迷、脑外伤昏迷或酒精中毒昏迷的患者
滋阴活血剂	脉络宁 注射液［甲］	牛膝、玄参、石斛、金银花、山银花	清热养阴，活血化瘀。用于血栓闭塞性脉管炎、动脉硬化性闭塞症、脑血栓形成及后遗症、静脉血栓形成等	限二级及以上医疗机构

续表

药品分类	药品名称	主要组成	功能主治	备注
化瘀宽胸剂	红花 注射液［乙］	红花	活血化瘀。用于治疗闭塞性脑血管疾病，如冠心病，脉管炎	限二级及以上医疗机构
	苦碟子 注射液［乙］	抱茎苦荬菜	活血止痛、清热祛瘀。用于瘀血闭阻的胸痹，证见胸闷、心痛、口苦、舌暗红或存瘀斑等。适用于冠心病、心绞痛等，亦可用于脑梗塞患者	限二级及以上医疗机构及冠心病、心绞痛、脑梗塞患者
化瘀通脉剂	血塞通 注射液［甲］	三七总皂苷	活血祛瘀，通脉活络。用于中风偏瘫，瘀血阻络证；动脉粥样硬化性血栓性脑梗塞、脑栓塞、视网膜中央静脉阻塞见瘀血阻络证者	限二级及以上医疗机构
	注射用血塞通 （冻干）［甲］	三七总皂苷	活血祛瘀，通脉活络。用于中风偏瘫、瘀血阻络及脑血管疾病后遗症、胸痹心痛，视网膜中央静脉阻塞属瘀血阻滞证者	限二级及以上医疗机构

续表

药品分类	药品名称	主要组成	功能主治	备注
化瘀通脉剂	血栓通注射液［甲］	三七总皂苷	活血祛瘀。扩张血管，改善血液循环，用于视网膜中央静脉阻塞，脑血管病后遗症，内眼病，眼前房出血等	限二级及以上医疗机构
	灯盏细辛注射液［乙］	灯盏细辛经提取酚类成分制成的灭菌水溶液。主要含总咖啡酸酯和野黄芩苷（$C_{21}H_{18}O_{12}$）	活血祛瘀，通络止痛。用于瘀血阻滞，中风偏瘫，肢体麻木，口眼歪斜，言语謇涩及胸痹心痛；缺血性中风、冠心病及心绞痛等	限二级及以上医疗机构及缺血性心脑血管疾病患者
	灯盏花素注射液［乙］	灯盏花素的灭菌水溶液	活血化瘀，通络止痛。用于中风后遗症、冠心病、心绞痛	限二级及以上医疗机构及缺血性心脑血管疾病患者
	注射用灯盏花素［乙］	灯盏花素	活血化瘀，通络止痛。用于中风及其后遗症，如冠心病，心绞痛	限二级及以上医疗机构及缺血性心脑血管疾病患者

续表

药品分类	药品名称	主要组成	功能主治	备注
化瘀通脉剂	疏血通注射液［乙］	水蛭、地龙	活血化瘀，通经活络。用于瘀血阻络所致的中风病中经络急性期，症见半身不遂，口舌歪斜、言语謇涩。急性期脑梗塞等	限二级及以上医疗机构及缺血性心脑血管疾病患者
	舒血宁注射液［乙］	银杏叶经加工制成的灭菌水溶液	扩张血管，改善微循环。用于缺血性心脑血管疾病，冠心病、心绞痛、脑栓塞、脑血管痉挛等	限二级及以上医疗机构及缺血性心脑血管疾病患者
	银杏内酯注射液［乙］	白果内酯、银杏内酯A、银杏内酯B和银杏内酯C等	活血化瘀，通经活络。用于中风病中经络（轻中度脑梗塞）恢复期瘀血阻络证，症见半身不遂，口舌歪斜，言语謇涩，肢体麻木等	限二级及以上医疗机构及脑梗死恢复期患者，单次住院最多支付14天
	银杏二萜内酯葡胺注射液［乙］	银杏内酯A、银杏内酯B、银杏内酯K等	活血通络。用于中风病中经络（轻中度脑梗死）恢复期痰瘀阻络证，症见半身不遂，口舌歪斜，言语謇涩，肢体麻木等	限二级及以上医疗机构及脑梗死恢复期患者，单次住院最多支付14天

续表

药品分类	药品名称	主要组成	功能主治	备注
养血活血剂	丹红注射液［乙］	丹参、红花	活血化瘀，通脉舒络。用于瘀血闭阻所致的胸痹及中风，证见：胸痛，胸闷，心悸，口眼歪斜，言语謇涩，肢体麻木，活动不利等症；冠心病、心绞痛、心肌梗塞，瘀血型肺心病，缺血性脑病、脑血栓	限二级及以上医疗机构。协议期为2024年1月1日至2025年12月31日
化瘀宽胸剂	注射用丹参多酚酸［乙］	丹参多酚酸	活血通络。用于中风病中经络（轻中度脑梗死）恢复期瘀血阻络证，症见半身不遂、口舌歪斜、舌强言謇、偏身麻木等症状	限二级及以上医疗机构及脑梗死恢复期患者，单次住院最多支付14天。协议期为2024年1月1日至2025年12月31日

表 2-18　治疗脑卒中的中成药医保及基药目录收录情况（含协议期内药品）汇总表

药品分类	药品名称	组成	功能主治	备注
清热开窍剂	安宫牛黄丸［甲］	牛黄、水牛角浓缩粉、麝香、珍珠、朱砂、雄黄、黄连、黄芩、栀子、郁金、冰片	清热解毒，镇惊开窍。用于热病，邪入心包，高热惊厥，神昏谵语；中风昏迷及脑炎、脑膜炎、中毒性脑病、脑出血、败血症见上述证候者	本品含朱砂、雄黄，不宜久服
	紫雪、紫雪胶囊（颗粒）［甲］	石膏、北寒水石、滑石、磁石、玄参、木香、沉香、升麻、水牛角浓缩粉、羚羊角、麝香、朱砂等 16 味	清热解毒，止痉开窍。用于热病、高热烦躁、神昏谵语、惊风抽搐、斑疹吐衄，尿赤便秘	限高热惊厥急救、抢救时使用
	安脑丸（片）［乙］	人工牛黄、猪胆粉、朱砂、冰片、水牛角浓缩粉、珍珠、黄芩、黄连、栀子、雄黄、郁金、石膏、煅赭石、珍珠母、薄荷脑	清热解毒，醒脑安神，豁痰开窍，镇惊熄风。用于高热神昏、烦躁谵语、抽搐惊厥、中风窍闭、头痛眩晕；高血压、脑中风等	—

续表

药品分类	药品名称	组成	功能主治	备注
清热开窍剂	速效牛黄丸［乙］	人工牛黄、水牛角浓缩粉、黄连、冰片、栀子黄、朱砂、珍珠母、郁金、雄黄、石菖蒲	清热解毒，开窍镇惊。用于痰火内盛所致的烦躁不安，神志昏迷及高血压引起的头目眩晕等	—
	万氏牛黄清心丸（片）［乙］	体外培育牛黄、朱砂、黄连、栀子、郁金、黄芩	清热解毒，镇惊安神。用于热入心包，热盛动风症，症见高热烦躁、神昏谵语	—
	牛黄清心丸［乙］	人工牛黄、羚羊角、人工麝香、人参、白术（麸炒）、当归、白芍、柴胡、干姜、阿胶、桔梗、水牛角浓缩粉等	益气养血，镇静安神，化痰熄风。用于气血不足，痰热上扰引起的胸中郁热、惊悸虚烦、头目眩晕、中风不语、口眼歪斜、半身不遂、言语不清、神志昏迷、痰涎壅盛等	—

续表

药品分类	药品名称	组成	功能主治	备注
清热开窍剂	牛黄清心丸（局方）［乙］	体外培育牛黄、当归、川芎、甘草、山药、黄芩、炒苦杏仁、大豆黄卷、大枣、炒白术、茯苓、桔梗、防风、柴胡、阿胶、干姜、白芍、人参、六神曲（炒）、肉桂、麦冬、白蔹、蒲黄（炒）、人工麝香、冰片、水牛角浓缩粉、羚羊角、朱砂、雄黄	清心化痰，镇惊祛风。用于风痰阻窍所致的头晕目眩、痰涎壅盛、神志混乱、言语不清及惊风抽搐、癫痫	—
	珍黄安宫片［乙］	人工牛黄、珍珠、冰片、竹沥、朱砂、大黄、郁金、青黛、石菖蒲、胆南星、天竺黄、水牛角片、珍珠层粉、黄芩提取物、小檗根提取物	镇惊安神，清热解毒。用于高热、烦躁不安、失眠多梦、神昏谵语、惊风抽搐、癫狂痫症、头痛眩晕	—

续表

药品分类	药品名称	组成	功能主治	备注
芳香、化痰开窍剂	苏合香丸［甲］	苏合香、安息香、冰片、水牛角浓缩粉、人工麝香、檀香、沉香、丁香、香附、木香、乳香（制）、荜茇、白术、诃子肉、朱砂	芳香开窍，行气止痛。用于痰迷心窍所致的痰厥昏迷、中风偏瘫、肢体不利，以及中暑、心胃气痛	—
	十香返生丸［乙］	沉香、丁香、檀香、土木香、香附（醋炙）、降香、广藿香、乳香（醋炙）、天麻、僵蚕（麸炒）、郁金、莲子心、瓜蒌子（蜜炙）、金礞石（煅）、诃子肉、甘草、苏合香、安息香、人工麝香、冰片、朱砂、琥珀、牛黄	开窍化痰，镇静安神。用于中风痰迷心窍引起的言语不清、神志昏迷、痰涎壅盛、牙关紧闭	—

续表

药品分类	药品名称	组成	功能主治	备注
益气活血剂	通心络片（胶囊）［甲］	人参、水蛭、全蝎、赤芍、蝉蜕、土鳖虫、蜈蚣、檀香、降香、乳香（制）、酸枣仁（炒）、冰片	益气活血，通络止痛。用于冠心病、心绞痛属心气虚乏、血瘀络阻证，症见胸部憋闷，刺痛、绞痛、固定不移、心悸自汗、气短乏力、舌质紫暗或有瘀斑，脉细涩或结代。亦用于气虚血瘀络阻型中风病，症见半身不遂或偏身麻木，口舌歪斜，言语不利	—
	血栓心脉宁片（胶囊）［甲］	川芎、槐花、丹参、水蛭、毛冬青、人工牛黄、人工麝香、人参茎叶总皂苷、冰片、蟾酥	益气活血，开窍止痛。用于气虚血瘀所致的中风、胸痹，症见头晕目眩、半身不遂、胸闷心痛、心悸气短、缺血性中风恢复期、冠心病、心绞痛等	—
	灯银脑通胶囊［乙］	灯盏细辛、满山香、银杏叶、三七	行气活血，散瘀通络。用于中风病中经络，瘀血阻络证	—

续表

药品分类	药品名称	组成	功能主治	备注
益气活血剂	复方地龙片（胶囊）[乙]	地龙（鲜品）、川芎、黄芪、牛膝	化瘀通络，益气活血。用于缺血性中风病中经络恢复期气虚血瘀证，症见半身不遂、口舌歪斜、言语謇涩或不语，偏身麻木、乏力、心悸气短、流涎、自汗等	—
	龙生蛭胶囊[乙]	黄芪、水蛭、川芎、当归、红花、桃仁、赤芍、木香、石菖蒲、地龙、桑寄生、刺五加浸膏	补气活血，逐瘀通络。用于动脉粥样硬化性脑梗塞恢复期中医辨证为气虚血瘀型中风中经络者，症见半身不遂、偏身麻木、口角歪斜、语言不利等	—
	脉络通、脉络通片（胶囊、颗粒）[乙]	郁金、人参、黄连、三七、安息香、檀香、琥珀、降香、甘松、木香、石菖蒲、丹参、麦冬、钩藤、黄芩、夏枯草、槐米、甘草、珍珠、冰片、朱砂、人工牛黄等	通脉活络，行气化瘀。用于冠状动脉性心脏病引起的心绞痛，防治高血压及脑血管意外	—

续表

药品分类	药品名称	组成	功能主治	备注
益气活血剂	脑安片（胶囊、颗粒、滴丸）［乙］	川芎、当归、红花、人参、冰片	活血化瘀，益气通络。用于脑血栓形成急性期，恢复期气虚血瘀证候者，症见急性起病、半身不遂、口舌歪斜、舌强语謇、偏身麻木、气短乏力、口角流涎、手足肿胀、舌暗或有瘀斑、苔薄白等	—
	脑脉泰胶囊［乙］	红参、三七、当归、丹参、鸡血藤、红花、银杏叶、山楂、菊花、石决明、何首乌（制）、石菖蒲、葛根	益气活血，熄风豁痰。用于缺血性中风（脑梗塞）恢复期中经络属气虚血瘀证、风痰瘀血闭阻脉络证者。症见半身不遂、口舌歪斜、舌强言謇或不语，头晕目眩、偏身麻木、面色白、气短乏力、口角流涎等。也可用于急性期以上病证的轻症	—

续表

药品分类	药品名称	组成	功能主治	备注
益气活血剂	脑心通丸（片、胶囊）[乙]	黄芪、赤芍、丹参、当归、川芎、桃仁、红花、乳香（制）、没药（制）、鸡血藤、牛膝、桂枝、桑枝、地龙、全蝎、水蛭	气虚血滞，脉络瘀阻，中风中经络，脑梗塞，冠心病，心绞痛益气活血、化瘀通络。用于气虚血滞、脉络瘀阻所致中风中经络，半身不遂、肢体麻木、口眼歪斜、舌强语謇及胸痹心痛、胸闷、心悸、气短；脑梗塞、冠心病心绞痛属上述症候者	—
	芪参通络胶囊[乙]	黄芪、丹参、水蛭（烫）、大黄（酒制）、木香、僵蚕（炒）、鸡血藤	益气活血、化瘀通络。用于气虚血瘀型缺血性中风病中经络恢复期，症见半身不遂、偏身麻木、口舌歪斜、言语謇涩等，脑梗塞见上述表现者	—

续表

药品分类	药品名称	组成	功能主治	备注
益气活血剂	芪龙胶囊［乙］	黄芪、地龙、丹参、当归、赤芍、川芎、红花、桃仁	益气活血、化瘀通络。用于缺血性中风（脑梗塞）中经络恢复期气虚血瘀症，症见半身不遂、口舌歪斜、语言不清、偏身麻木、舌有瘀斑和瘀点	—
	消栓颗粒（肠溶胶囊）［乙］	黄芪、当归、赤芍、地龙、红花、川芎、桃仁	补气，活血，通络。用于中风气虚血瘀症，半身不遂，口眼歪斜，语言謇涩，面色㿠白，气短乏力，舌质暗淡，脉沉无力	—
	龙加通络胶囊［乙］	穿山龙、刺五加	具有活血化瘀，益气通络的功效。用于中风病（轻中度脑梗塞）恢复期气虚血瘀证，症见半身不遂、口舌歪斜、语言謇涩或不语，偏身麻木、手足肿胀、舌暗或有瘀斑，苔薄白	—

续表

药品分类	药品名称	组成	功能主治	备注
益气活血剂	八味芪龙颗粒［乙］	黄芪、当归、川芎、郁金、葛根、穿山龙、银杏叶提取物、羌活	补气活血，通经活络。用于中风病中经络（轻中度脑梗塞）恢复期气虚血瘀证。症见半身不遂、言语謇涩、面色晃白、气短乏力、舌质暗淡，或有瘀斑瘀点，或有齿痕，苔白或白腻，脉沉细或细涩等	限轻中度脑梗塞恢复期患者
	脑心安胶囊［乙］	黄芪、党参、西红花、三七、丹参、粉葛、川芎、郁金、制何首乌、石决明、鸡血藤、天麻、冰片、桃仁、胆南星、全蝎、蜈蚣、人工麝香、人工牛黄	益气活血，开窍通络。用于气虚血瘀，痰浊阻络，中风偏瘫，胸痹心痛	限中重度脑梗塞、冠心病及心绞痛患者

续表

药品分类	药品名称	组成	功能主治	备注
益气活血剂	芪芎通络胶囊［乙］	黄芪、三七、川芎、豨莶草、胆南星	益气活血，化痰通络。用于中风病中经络（轻中度动脉粥样硬化性血栓性脑梗塞）恢复期气虚血瘀痰阻证。症见半身不遂、口舌歪斜、言语謇涩或不语、偏身麻木、眩晕等	限轻中度脑梗塞恢复期患者
行气活血剂	利脑心片（胶囊）［乙］	丹参、川芎、葛根、地龙、赤芍、红花、郁金、制何首乌、泽泻、枸杞、炒酸枣仁、远志、九节菖蒲、牛膝、甘草	活血祛瘀，行气化痰，通络止痛。用于气滞血瘀、痰浊阻络所致的胸痹刺痛、绞痛，固定不移，入夜更甚，心悸不宁、头晕头痛、冠心病、心肌梗死、脑动脉硬化，脑血栓等	—
	脑得生丸（片、胶囊、颗粒）［乙］	三七、川芎、红花、葛根、山楂（去核）	活血化瘀，疏通经络，醒脑开窍。用于脑动脉硬化，缺血性脑中风及脑出血后遗症等	—

续表

药品分类	药品名称	组成	功能主治	备注
行气活血剂	银丹心脑通软胶囊［乙］	银杏叶、丹参、灯盏细辛、绞股蓝、山楂、大蒜、三七、艾片	活血化瘀、行气止痛，消食化滞。用于气滞血瘀引起的胸痹，症见胸痛、胸闷、气短、心悸等；冠心病及心绞痛，高脂血症、脑动脉硬化、中风、中风后遗症等	—
滋阴活血剂	脉络宁颗粒（口服液）［乙］	党参、当归、地龙、丹参、红花、木贼、葛根、槐米、山楂、川芎、维生素C、柠檬酸、碳酸氢钠。辅料为糊精	益气活血，化瘀止痛。用于胸痹引起的心胸疼痛、胸闷气短、头痛眩晕及冠心病及心绞痛，中风引起的肢体麻木，半身不遂等症	—

续表

药品分类	药品名称	组成	功能主治	备注
滋阴活血剂	通塞脉片（胶囊、颗粒）［乙］	当归、牛膝、黄芪、党参、石斛、玄参、金银花、甘草	活血通络、益气养阴。用于轻中度动脉粥样硬化性血栓性脑梗死（缺血性中风病中经络）恢复期气虚血瘀证，症状表现为半身不遂、偏身麻木、口眼歪斜、言语不利、肢体感觉减退或消失等；用于血栓性脉管炎（脱疽）的毒热证	—
补肾活血剂	培元通脑胶囊［乙］	何首乌（制）、熟地黄、天冬、醋龟甲、鹿茸、酒苁蓉、肉桂、赤芍、全蝎、烫水蛭、地龙、炒山楂、茯苓、炙甘草	益肾填精，息风通络。用于肾元亏虚、瘀血阻络证，症见半身不遂、口眼歪斜、言语謇涩、半身麻木、眩晕耳鸣、腰膝酸软、脉沉细；缺血性中风病中经络恢复期等	—
化瘀通脉剂	灯盏花素片［甲］	灯盏花素	活血化瘀，通络止痛。用于中风后遗症、冠心病及心绞痛	—

续表

药品分类	药品名称	组成	功能主治	备注
化瘀通脉剂	龙心素胶囊［甲］	鲜地龙提取物	活血通络。用于瘀血阻络所致的缺血性中风。症见半身不遂、肢体麻木、口眼歪斜	—
	丹灯通脑片（胶囊、滴丸）［乙］	丹参、灯盏细辛、川芎	活血化瘀，祛风通络。用于瘀血阻络所致的中风，中经络证	—
	灯盏生脉胶囊［乙］	灯盏细辛、人参、五味子、麦冬	益气养阴，活血健脑。用于气阴两虚，瘀阻脑络引起的胸痹心痛、中风后遗症。症见痴呆、健忘、手足麻木、冠心病、心绞痛、缺血性心脑血管疾病，高脂血症等	—
	灯盏细辛胶囊（颗粒、软胶囊）［乙］	灯盏细辛	活血化瘀。用于瘀血阻络之中风病中经络。症见半身偏瘫、肢体麻木、语言謇涩；血脉瘀阻所致的胸痹，症见胸痛、痛有定处、胸肋满闷；脑梗死及冠心病、心绞痛等	—

续表

药品分类	药品名称	组成	功能主治	备注
化瘀通脉剂	葛酮通络胶囊［乙］	葛根总黄酮	活血化瘀。用于缺血性中风病中经络恢复期瘀血痹阻脉络证。症见半身不遂、口舌歪斜、偏身麻木、语言不利、头晕目眩、颈项强痛等。动脉粥样硬化性血栓性脑梗塞和腔隙性脑梗塞等	—
	龙血通络胶囊［乙］	龙血竭酚类提取物	活血化瘀通络。用于中风病中经络（轻中度脑梗死）恢复期血瘀证。症见半身不遂、口舌歪斜、言语謇涩或不语，偏身麻木、脉弦或涩	—
	脉管复康片（胶囊）［乙］	丹参、鸡血藤、郁金、乳香、没药	活血化瘀、通经活络。用于瘀血阻滞、脉管不通引起的脉管炎，硬皮病、动脉硬化性下肢血管闭塞症，对冠心病、脑血栓后遗症属上述证候者也有一定的治疗作用	—

续表

药品分类	药品名称	组成	功能主治	备注
化瘀通脉剂	脑脉利颗粒［乙］	益母草、三七、黄芪、姜黄、川芎、红花、丹参、赤芍、当归、白芍、川牛膝	活血化瘀，益气通脉。用于气虚血瘀型中风病中经络急性期，症见半身不遂、偏身麻木、口舌歪斜、语言謇涩等	—
	三七通舒胶囊［乙］	三七三醇皂苷	活血化瘀，活络通脉，可改善脑梗塞、脑缺血功能障碍，恢复缺血性脑代谢异常，抗血小板聚集，防止血栓形成，改善微循环，降低全血黏度，增强颈动脉血流量，主要用于心脑血管栓塞性疾病，主治中风、半身不遂、口舌歪斜、言语謇涩、偏身麻木	—
	血塞通片（颗粒、胶囊、软胶囊、滴丸、分散片）［乙］	三七总皂苷	活血祛瘀，通脉活络。可抑制血小板聚集和增加脑血流量。用于脑络瘀阻、中风偏瘫、心脉瘀阻、胸痹心痛及脑血管病后遗症，冠心病、心绞痛等	—

续表

药品分类	药品名称	组成	功能主治	备注
化瘀通脉剂	血栓通胶囊［乙］	三七总皂苷	活血祛瘀，通脉活络。用于脑络瘀阻引起的中风偏瘫，心脉瘀阻引起的胸痹心痛；脑梗塞、冠心病、心绞痛等	—
	天丹通络片（胶囊）［乙］	川芎、豨莶草、丹参、水蛭、天麻、槐花、石菖蒲、人工牛黄、黄芪、牛膝	活血通络，熄风化痰。用于中风病中经络，风痰淤血痹阻脉络证。症见半身不遂、偏身麻木、口眼歪斜、语言謇涩；脑梗死急性期、恢复早期等	—
	豨莶通栓胶囊［乙］	豨莶草（蜜酒炙）、胆南星、清半夏、酒当归、天麻、秦艽、川芎、三七、桃仁、水蛭、红花、冰片、人工麝香	活血祛瘀，祛风化痰，舒筋活络，醒脑开窍。用于缺血性中风风痰痹阻脉络证引起的半身不遂、偏身麻木、口舌歪斜、语言謇涩等	—

续表

药品分类	药品名称	组成	功能主治	备注
化瘀通脉剂	消栓通络片（胶囊、颗粒）［乙］	川芎、丹参、黄芪、泽泻、三七、槐花、桂枝、郁金、木香、冰片、山楂	活血化瘀，温经通络。用于中风（脑血栓）恢复期（一年内）、半身不遂、肢体麻木等	—
	消栓再造丸［乙］	血竭、赤芍、没药（醋炙）、当归、牛膝、丹参、川芎、桂枝、三七、豆蔻、郁金、枳壳（麸炒）、白术（麸炒）、人参、沉香、金钱白花蛇、僵蚕（麸炒）、白附子、天麻、防己、木瓜、全蝎、铁丝威灵仙、黄芪、泽泻、茯苓、杜仲（炭）、槐米、麦冬、五味子（醋炙）、骨碎补、松香、山楂、肉桂、冰片、苏合香、安息香、朱砂	活血化瘀，息风通络，补气养血，消血栓。用于气虚血滞、风痰阻络引起的中风后遗症，肢体偏瘫、半身不遂、口眼歪斜、言语障碍、胸中郁闷等	—

续表

药品分类	药品名称	组成	功能主治	备注
化瘀通脉剂	心脑舒通片（胶囊）［乙］	蒺藜	活血化瘀，舒利血脉。用于胸痹心痛，中风恢复期的半身不遂，语言障碍和动脉硬化等心脑血管缺血性疾患，以及各种血液高黏症	—
	银杏叶丸（片、颗粒、胶囊、软胶囊、滴丸、口服液、酊）［乙］	银杏叶提取物	活血化瘀通络。用于瘀血阻络引起的胸痹、心痛、中风、半身不遂、舌强语謇；冠心病稳定型心绞痛、脑梗塞等	—
活血消癥剂	脑栓通胶囊［乙］	蒲黄、赤芍、郁金、天麻、漏芦	活血通络，祛风化痰。用于风痰瘀血痹阻脉络引起的缺血性中风病中经络急性期和恢复期。症见半身不遂、口舌歪斜、语言不利或失语，偏身麻木、气短乏力或眩晕耳鸣，舌质暗淡或暗红，苔薄白或白腻，脉沉细或弦细、弦滑，脑梗塞等	—

续表

药品分类	药品名称	组成	功能主治	备注
活血消癥剂	脑血康片（滴丸）［乙］	水蛭	活血化瘀，破血散结。用于中风后半身不遂、口眼歪斜、舌强语謇等证，更适用于高血压脑出血后的脑水肿、脑血栓等症	—
	脑栓康复胶囊［乙］	三七、葛根、赤芍、红花、豨莶草、血竭、川芎、地龙、水蛭、牛膝	活血化瘀、通经活络。用于瘀血阻络所致的中风、中经络，舌謇语涩、口眼歪斜、半身不遂等症	—
	脑血疏口服液［乙］	黄芪、水蛭、石菖蒲、牛膝、牡丹皮、大黄、川芎	益气、活血、化瘀。用于气虚血瘀所致中风。症见半身不遂，口眼㖞斜，舌强语謇，偏身麻木，气短乏力，舌暗苔薄白或白腻，脉沉细或细数，出血性中风急性期及恢复早期等	限出血性中风急性期及恢复早期
祛风通络剂	华佗再造丸［甲］	川芎、吴茱萸、冰片、马钱子粉等	活血化瘀，化痰通络，行气止痛。用于痰瘀阻络之中风恢复期和后遗症，症见半身不遂、拘挛麻木、口眼歪斜、言语不清	—

续表

药品分类	药品名称	组成	功能主治	备注
祛风通络剂	人参再造丸［甲］	人参、酒蕲蛇、广藿香、檀香、母丁香、玄参、细辛、醋香附、地龙、熟地黄、三七、乳香（醋制）、青皮、豆蔻、防风、制何首乌、川芎、片姜黄、黄芪、甘草、黄连、茯苓、赤芍、大黄、桑寄生、葛根、麻黄、骨碎补（炒）、全蝎、豹骨（制）、炒僵蚕、附子（制）、琥珀、醋龟甲、粉萆薢、白术（麸炒）、沉香、天麻、肉桂、白芷、没药（醋制）、当归、草豆蔻、威灵仙、乌药、羌活、橘红、六神曲（麸炒）、朱砂、血竭、人工麝香、冰片、体外培育牛黄、天竺黄、胆南星、水牛角浓缩粉	益气养血，祛风化痰，活血通络。用于气虚血瘀、风痰阻络所致的中风，症见口眼歪斜、半身不遂、手足麻木、疼痛、拘挛、言语不清	—

续表

药品分类	药品名称	组成	功能主治	备注
祛风通络剂	川蛭通络胶囊［乙］	水蛭、川芎、丹参、黄芪	活血化瘀，益气通络。用于中风病中经络（脑梗塞）恢复期血瘀气虚证。症见半身不遂，口舌歪斜，语言謇涩或不语，偏身麻木，气短乏力、口角流涎，手足肿胀，舌暗或有瘀斑，苔薄白	限脑梗塞恢复期

续表

药品分类	药品名称	组成	功能主治	备注
祛风通络剂	大活络丸（胶囊）[乙]	蕲蛇、乌梢蛇、威灵仙、两头尖、麻黄、贯众、甘草、羌活、肉桂、广藿香、乌药、黄连、熟地黄、大黄、木香、沉香、细辛、赤芍、没药（制）、丁香、乳香（制）、僵蚕（炒）、天南星（制）、青皮、骨碎补（烫、去毛）、豆蔻、安息香、黄芩、香附（醋制）、玄参、白术（麸炒）、防风、龟甲（醋淬）、葛根、豹骨（油酥）、当归、血竭、地龙、水牛角浓缩粉、人工麝香、松香、体外培育牛黄、冰片、红参、制草乌、天麻、全蝎、何首乌	祛风止痛，除湿豁痰，舒筋活络。用于中风痰厥引起的瘫痪，足萎痹痛、筋脉拘急、腰腿疼痛及跌打损伤，行走不便、胸痹等症	—

续表

药品分类	药品名称	组成	功能主治	备注
祛风通络剂	中风回春丸（片、胶囊）[乙]	酒当归，酒川穹，红花，桃仁，丹参，鸡血藤，忍冬藤，络石藤，地龙（炒），土鳖虫（炒），伸筋草，川牛膝，蜈蚣，炒茺蔚子，全蝎，威灵仙（酒制），炒僵蚕，木瓜，金钱白花蛇	活血化瘀，舒筋通络。用于痰瘀阻络所致的中风，症见半身不遂、肢体麻木、言语謇涩、口舌歪斜	—
活血消癥剂	蛭蛇通络胶囊	黄芪，人参，天麻，丹参，红花，葛根，川芎，石菖蒲，郁金，水蛭，冰片，乌梢蛇	益气活血，息风通络。用于中风病中经络（轻中度脑梗塞）恢复期气虚血瘀证。症见半身不遂，偏身麻木，口舌歪斜，舌强语謇，自汗、气短乏力，脉沉细涩或弦	协议期为2023年3月1日至2024年12月31日
化瘀通脉剂	丹灯通脑软胶囊	丹参、灯盏细辛、川芎、粉葛	活血化瘀，祛风通络。用于瘀血阻络所致的中风，中经络证	协议期为2023年3月1日至2024年12月31日

第三节 中药注射剂在脑卒中治疗中的应用

脑卒中属于中医学“中风”的范畴，其基本病机为阴阳失调、气血逆乱、上犯于脑，导致脑脉痹阻或血溢脑脉之外，发病因素为风、火、痰、瘀、虚等。根据辨证论治，中医药治疗脑卒中方法和途径很多，中药注射剂因其用药途径优势，有起效快、作用靶点多等治疗优势，适用于脑卒中患者急救与治疗，临床应用颇多。但中药注射剂中组分复杂、大分子物质和不溶性微粒较多，其有效成分不确定、化学性质不稳定，且与西药的配伍禁忌还不明确，药品说明书、药品使用安全信息缺乏，这使得中药注射剂在临床应用中受到一定限制。关于中药注射液致不良反应的报告，中国食品药品监督管理局统计数据显示 2023 年中药不良反应 / 事件报告中，中药注射剂所占比例为 25.9%。

现结合指南、循证证据及相关临床研究将中药注射剂在脑卒中的应用现状进行总结，以期更好地指导医务人员正确选择和合理应用中药注射剂治疗脑卒中患者。检索公开发表的国内缺血性卒中临床管理相关文献，涉及推荐中药注射剂的指南及相关细则见表 2-11。

表 2-19　涉及推荐中药注射剂的指南及相关细则

指南名称	来源	主要推荐意见 / 药物
脑卒中中西医结合康复临床循证实践指南	上海中医药杂志（2024 年）	1. 针对半身不遂、口舌歪斜、舌强语謇、肢体麻木或手足拘挛的缺血性卒中急性期患者，建议在常规西医治疗基础上联合疏血通注射液、三七类注射液或丹参类注射剂或银杏叶类注射液或灯盏花素注射液等改善神经功能缺损；若伴有偏身麻木，在常规西医治疗基础上联合银杏内酯注射液、银杏叶提取物注射液、丹参类制剂、三七类制剂、苦碟子注射液或灯盏细辛注射液改善日常生活活动能力 2. 针对以突然昏倒、昏愦不语症状为主的缺血性卒中急性期患者，建议在常规西医治疗基础上联合醒脑静注射液改善神经功能缺损；若伴有身凉、面青、脉迟者，建议联合参附注射液改善日常生活活动能力
缺血性卒中（大动脉粥样硬化型）治未病干预指南	中国卒中杂志（2023 年）	指南指出在干预环节中，为了发挥中医既病防变的理念，可采用中药注射液进行干预，推荐活血化瘀类：丹参类制剂如丹红注射液等、红花类制剂如红花黄色素注射液等、银杏叶类制剂如银杏二萜内酯葡萄糖注射液等、三七类制剂如血塞通注射液等、水蛭类制剂如疏血通注射液等；清热解毒类：醒脑静注射液、清开灵注射液等；益气固脱类：参附注射液等。其中红花黄色素注射液、参附注射液未收录在国家基药目录（2023 年）中

续表

指南名称	来源	主要推荐意见 / 药物
急性缺血性卒中血管内治疗中国指南 2023	中国卒中杂志（2023 年）	推荐使用神经保护剂治疗急性缺血性卒中，在临床工作中，个体化治疗可应用银杏内酯注射液以及银杏二萜内酯葡胺注射液
中医康复临床实践指南・缺血性卒中（脑梗死）	康复学报（2021 年）	1. 脑梗塞急性发作期患者，应尽早介入中药治疗，经辨证论治为中脏腑的患者，可使用中药注射液。若中药注射液药味少，多静脉途径给药，适用于急性期患者。急性期中脏腑之闭证与脱证以醒神开窍、益气固脱为法，可选用醒神固脱的中药，如醒脑静注射液、清开灵注射液。发病 1~2 周神志转清醒者可按照中经络辨证论治，以化痰通络为主。中经络表现为阻络者，可活血通络，选用具有活血化瘀作用的中药注射液静脉滴注，如疏血通注射液、丹参注射液、丹红注射液等 2. 脑梗塞处于恢复期及后遗症期患者，应采用活血通络的中药治疗，如丹参类制剂丹参川芎嗪注射液、注射用丹参多酚酸，红花类制剂如红花黄色素注射液、三七类注射液如血塞通注射液等

续表

指南名称	来源	主要推荐意见 / 药物
中国脑梗死中西医结合诊治指南（2017）	中国中西医结合杂志（2018 年）	1. 结合脑梗死西医病理学改变，中西医结合的理论提示血瘀证的存在，采用活血化瘀方药治疗脑梗死已被临床广泛应用。推荐使用得到临床评价较多的丹参类注射液如注射用丹参多酚酸、红花类制剂如红花黄色素注射液、银杏叶类制剂如银杏二萜内酯葡胺注射液、三七类制剂如血塞通注射液、水蛭类制剂如疏血通注射液等 2. 西医治疗与益气固脱中药注射液治疗相结合中脏腑之危，重症可以出现元气败脱证，需要抢救治疗，主要应用中药注射液，如参附注射液 3. 分期分型治疗脑梗塞时，患者处于急性期，此时病情处于不稳定阶段，应早期结合中药治疗，根据不同的病情应用丹参类、红花类、银杏叶类、三七类、水蛭类等活血化瘀中药注射剂静脉滴注，有利于阻止病情的发展
中风病（脑梗死）中医诊疗方案	国中医药办医政发〔2017〕9 号（2017 年）	采用中药治疗缺血性中风，需根据阶段用药，急性期推荐静脉滴注具有醒脑开窍作用的中药注射液，恢复期推荐静脉滴注具有活血化瘀的中药注射液

3 第三章 临床使用风险管理

第一节　溶栓药的临床使用风险管理

急性缺血性卒中再灌注治疗的早期目标是恢复缺血区域的血流灌注，静脉溶栓是最主要恢复脑血流的措施，主要通过静脉使用溶栓药物开通闭塞血管、恢复血流，从而最大限度地降低缺血性卒中患者发生残疾或死亡的风险。目前静脉溶栓药物主要包括三代，第一代以链激酶（streptokinase，SK）和尿激酶（urokinase，UK）为代表，此类药物在溶栓的同时，降低血液中纤维蛋白原和凝血因子，但缺乏纤维蛋白特异性，易导致出血事件发生；第二代为阿替普酶（alteplase，rt-PA），具有高度的纤维蛋白特异性；第三代主要是对第二代药物进行基因改构而获得的变异体如注射用重组人 TNK 组织型纤溶酶原激活剂（recombinant human TNK tissue-type Pla Sminogen Activator, rhTNK-tPA）和替奈普酶（tenecteplase, TNK），具有更强的溶栓特异性。然而，静脉溶栓的效用和益处在很大程度上受到治疗时间窗、适应证及禁忌证的限制，溶栓越早，患者预后越好。本节内容总结了临床使用过程中各类溶栓药物的使用要点及风险管理。溶栓药物的临床使用要点包括溶栓时间窗、适应证、禁忌证、用法用量、给药说明、不良反应、药物相互作用及注意事项等，见表 3-1。

表 3-1 溶栓药物的临床使用要点

临床使用要点	
注射用重组人 TNK 组织型纤溶酶原激活剂	
溶栓时间窗	发病时间< 4.5h
适应证	1. 急性缺血性致残性卒中 2. 发病时间 0~4.5h 3. NIHSS 评分 5~25 4. 年龄 18 岁或以上 受试者或监护人自愿签署知情同意书
禁忌证	由于溶栓药物与出血风险增加有关，以下情况禁用本品： 1. 活动性内出血 2. 目前或过去 6 个月中有明显的出血性疾病 3. 已知有颅内出血史或疑有颅内出血 4. 已知出血体质 5. 显著的或是近期有严重的或危险的出血 6. 中枢神经系统病变或创伤史（如颅内肿瘤，动静脉畸形或动脉瘤，颅内、椎管内手术） 7. 动脉瘤性蛛网膜下腔出血或疑有蛛网膜下腔出血 8. 有出血倾向的肿瘤 9. 严重且未得到控制的高血压 10. 细菌性心内膜炎或心包炎 11. 近 2 周内曾进行较长时间（> 2min）的心肺复苏，分娩或非压力性血管穿刺（如锁骨下或颈静脉穿刺） 12. 急性胰腺炎、活动性消化道溃疡、动脉瘤或动脉 / 静脉畸形 13. 口服抗凝剂治疗且 INR > 1.3 14. 严重的肝病，包括肝功能衰竭、肝硬化、门静脉高压（食管静脉曲张）及活动性肝炎 15. 过去 3 个月内有严重的创伤或大手术 治疗急性缺血性卒中时的补充禁忌： 1. 缺血性卒中症状发作已超过 4.5 小时尚未开始静脉滴注治疗或无法确知症状发作时间

续表

临床使用要点	
禁忌证	2. 开始治疗前神经功能缺陷轻微或症状迅速改善 3. 经临床（NIHSS ＞ 25）和 / 或影像学检查评定为严重脑卒中 4. 脑卒中发作时伴随癫痫发作 5. 近 3 个月内有脑卒中病史 6. 急性出血倾向，包括血小板计数低于 $100 \times 10^9/L$ 或其他情况 7. 24 小时内接受过低分子肝素治疗 8. 48 小时内使用凝血酶抑制剂或 Xa 因子抑制剂，且凝血活酶时间高于实验室正常值上限 9. 有脑卒中史并伴有糖尿病 10. 血糖＜ 2.8mmol/L 或＞ 22.22mmol/L 11. 头 CT 或 MRI 提示大面积梗死（梗死面积＞ 1/3 大脑中动脉供血区） 12. 近 1 周内有在不易压迫止血部位的动脉穿刺 13. 主动脉弓夹层
相对禁忌证	1. 近 10 天内有胃肠道或泌尿生殖器官出血 2. 高血压：收缩压 ≥ 180mmHg 和 / 或舒张压 ≥ 110mmHg 3. 在【禁忌】中未提及的凝血障碍，如严重肾病引起的凝血障碍等 4. 妊娠 5. 糖尿病出血性视网膜病或其他出血性眼病 6. 严重感染部位的感染性血栓性静脉炎或动静脉套管闭塞 7. 近期使用过糖蛋白（Glycoprotein，GP）Ⅱb/ Ⅲa 拮抗剂；近期或正在口服抗凝血药，如华法林 8. 已知【禁忌】外可能导致出血的其他疾病
用法用量	给药途径：静脉推注 推荐剂量： 推荐使用剂量为 0.25mg/kg 静脉注射，最大剂量不超过 25mg

临床使用要点	
给药说明	1. 配制本品使用灭菌 / 无菌注射用水，不建议使用 0.9% 氯化钠注射液或者葡萄糖溶液 2. 加入无菌注射用水后轻轻摇动至完全溶解，不可剧烈摇荡，以免溶液产生泡沫，降低疗效 3. 如果出现泡沫，将溶液静置至泡沫消失 4. 溶解后的本品应单次静脉推注，在 5~10 秒完成注射 5. 本品溶解后应立即使用，使用后，将剩余溶液（若有）丢弃 6. 如果溶解后没有立即使用，应避光冷藏保存在 2~8℃并在 24 小时内完成使用 本品不能与其他药物混合使用，既不能使用同一注射器，也不能使用同一管道（包括肝素）
不良反应	出血（如牙龈出血、颅内出血、泌尿道出血、尿潜血等），以及胃肠道系统、肾脏及泌尿系统、皮肤及皮下组织等发生的偶见不良反应
药物相互作用	抗凝剂和血小板聚集抑制剂很可能增加出血风险
注意事项	1. 颅内出血是主要的不良事件，但这不表明会增加整体的致残率和致死率 2. 与其他适应证相比，本品用于急性缺血性卒中治疗时颅内出血的风险显著增加，因为出血主要发生在梗塞部位 3. 如果症状发生已超过 4.5 小时，则患者禁止使用本品治疗（详见【禁忌】） 4. 需监测血压 5. 在有脑卒中史或其糖尿病未得到控制的患者，仍然可以从治疗中受益 6. 房颤患者应用本品治疗存在一定的风险，但仍能从治疗中获益用

续表

临床使用要点	
注意事项	7. 对于卒中的患者，随着其年龄、脑卒中严重性和入院时血糖水平的增高，以及自症状出现到接受治疗间隔时间的延长，其预后良好的可能性下降，而发生严重功能缺陷、死亡或症状性脑出血的可能性增加，与治疗本身无关 8. 与年轻患者相比，80 岁以上的急性缺血性卒中患者溶栓治疗后的出血风险较高 由于可能导致出血风险增加，在本品溶栓后的 24 小时内不得使用血小板聚集抑制剂治疗
注射用替奈普酶	
溶栓时间窗	发病时间＜ 4.5h
适应证	1. 有缺血性卒中导致的神经功能缺损症状 2. 症状出现＜ 4.5h 3. 年龄≥ 18 岁 患者或家属签署知情同意书
禁忌证	1. 活动性内出血 2. 脑血管意外病史 3. 2 个月内颅内或椎管内手术或外伤 4. 颅内肿瘤、动静脉畸形或动脉瘤 5. 已知出血体质 6. 严重不受控的高血压
相对禁忌证	—
用法用量	给药途径：静脉推注 推荐使用剂量：0.25mg/kg 静脉注射，最大剂量不超过 25mg
给药说明	1. 给药前检查是否有颗粒物或变色 2. 当通过含有葡萄糖的静脉注射管给药时，可能会出现沉淀，在单次推注药物之前和之后，用含盐水的溶液冲洗含葡萄糖的管线

续表

临床使用要点		
给药说明	3. 重构的替奈普酶应在5s内作为单次静脉推注给药 4. 由于替奈普酶不含抗菌防腐剂，因此在使用前立即重新配制。如果不立即使用，请将替奈普酶小瓶冷藏于2~8℃，并在8h内完成使用 尽管提供的注射器与传统针头兼容，但该注射器设计用于无针静脉注射系统	
不良反应	—	
药物相互作用	—	
注意事项	1. 可引起出血，包括颅内出血和致命性出血 2. 使用溶栓剂会增加左心血栓可能性较高的患者（例如二尖瓣狭窄或心房颤动患者）发生血栓栓塞事件的风险 3. 接受溶栓剂治疗的患者会出现胆固醇栓塞 4. 冠状动脉溶栓可能导致与再灌注相关的心律失常 5. 心力衰竭和复发性缺血的风险增加 6. 可发生超敏反应	
注射用阿替普酶		
溶栓时间窗	发病时间＜3h	发病时间＜3~4.5h
适应证	1. 有缺血性卒中导致的神经功能缺损症状 2. 症状出现＜3h 3. 年龄≥18岁 患者或家属签署知情同意书	1. 有缺血性卒中导致的神经功能缺损症状 2. 症状出现3~4.5h 3. 年龄≥18岁 患者或家属签署知情同意书
禁忌证	1. 颅内出血（包括脑实质出血、脑室内出血、蛛网膜下腔出血、硬膜下/外血肿等） 2. 既往颅内出血史 3. 近3个月内有严重头外伤或卒中史	

续表

临床使用要点	
禁忌证	4. 颅内肿瘤、巨大颅内动脉瘤 5. 近 3 个月内有颅内或椎管内手术 6. 近 2 周内有大型外科手术 7. 近 3 周内有胃肠或泌尿系统出血 8. 活动性内脏出血 9. 主动脉弓夹层 10. 近 1 周内有在不易压迫止血部位的动脉穿刺 11. 血压升高（收缩压≥ 180mmHg 或舒张压≥ 100mmHg） 12. 急性出血倾向，包括血小板计数< 100 × 10^9/L 或其他情况 13. 24h 内接受过低分子肝素治疗 14. 口服抗凝剂（华法林）且 INR > 1.7 或 PT > 15s 15. 48h 内使用凝血酶抑制剂或 Xa 因子抑制剂，或各种实验室检查异常（如 APTT、INR、血小板计数、ECT、TT 或 Xa 因子活性测定等） 16. 血糖< 2.8 或 22 mmol/L 头颅 CT 或 MRI 提示大面积梗死（梗死面积> 1/3 大脑中动脉供血区）
相对禁忌证	症状出现 3~4h 相对禁忌证 下列情况需谨慎考虑和权衡溶栓的风险与获益（即虽然存在一项或多项相对禁忌证，但并非绝对不能溶栓）: 1. 轻型非致残卒中 2. 症状迅速改善的卒中 3. 惊厥发作后出现的神经功能损害（与此次卒中发生相关） 4. 颅外段颈部动脉夹层或颅内动脉夹层 5. 近 2 周内有严重外伤（未伤及头颅） 6. 近 3 个月内有心肌梗死史 7. 孕产妇 8. 痴呆 9. 既往疾病遗留较重神经功能残疾 10. 未破裂且未治疗的动静脉畸形、颅内小动脉瘤（< 10mm）

续表

临床使用要点	
相对禁忌证	11. 少量脑微出血（1~10 个出血点，指头颅磁共振磁敏感序列 SWI 上显示脑内微出血的病灶个数） 12. 使用违禁药物 13. 出现类卒中症状 3~4h 相对禁忌证 14. 使用抗凝药物，INR ≤ 1.7，PTx ＜ 15s 15. 重卒中（NIHSS 评分＞ 25 分）
用法用量	给药途径：静脉推注 / 滴注 推荐剂量：0.9mg/kg（最大剂量为 90mg）静脉滴注，其中 10% 在最初 1min 内静脉推注，剩余 1h 内持续滴注
给药说明	1. 稀释时，仅使用随附的无菌注射用水，不含防腐剂，请勿使用注射用抑菌水 2. 使用无菌技术进行稀释。请勿在含有激活酶的溶液中添加其他药物 3. 只要溶液和容器允许，在给药前是否有颗粒物质和变色 4. 稀释时避免过度搅拌：通过轻轻旋转和或缓慢倒转进行混合 于 20~30℃，配制后 8h 内使用
不良反应	出血（如颅内、血肿、胃肠道、瘀斑等）、心绞痛、心力衰竭、心脏停搏、心源性休克、低血压等
药物相互作用	1. 在应用本品治疗前、治疗同时或治疗后 24 小时内使用香豆素类衍生物、口服抗凝剂、血小板聚集抑制剂、普通肝素、低分子肝素等可增加出血风险 2. 血管紧张素转换酶（ACE）抑制剂可能增加过敏反应出现的风险 合并 GPllb/llla 拮抗剂的治疗可增加出血的危险
注意事项	1. 颅内出血是主要的不良事件（约 15% 的患者），但这不表明会增加整体的致残率和致死率 2. 需监测血压

续表

临床使用要点	
注意事项	3. 获益 – 风险降低的特殊患者人群： ①在有脑卒中史或糖尿病未得到控制的患者； ②广泛性梗死的患者其预后不良的风险很高，包括可能出现严重出血和死亡 ③对于卒中的患者，随着其年龄、脑卒中严重性和入院时血糖水平的升高，以及自症状出现到接受治疗间隔时间的延长，其预后良好的可能性下降而发生严重功能缺陷、死亡或症状性脑出血的可能性增加，与治疗本身无关。年龄 80 岁以上，严重脑卒中（经临床诊断或影像学诊断）及血糖基础值＜ 50mg/dl 或＞ 400mg/dl 的患者不得使用本品治疗
注射用重组链激酶	
溶栓时间窗	—
适应证	—
禁忌证	1. 两周内有出血、手术、外伤史、心肺复苏或不能实施压迫止血的血管穿刺等患者禁用 2. 近两周内有溃疡出血病史、食管静脉曲张、溃疡性结肠炎或出血性视网膜病变患者 3. 未控制的高血压（收缩压＞ 180mmHg 和 / 或舒张压＞ 110mmHg）或不能排除主动脉夹层动脉瘤患者 4. 凝血障碍及出血性疾病患者 5. 严重肝肾功能障碍患者 6. 二尖瓣狭窄合并心房颤动伴左房血栓者（溶栓后可能发生脑栓塞）、感染性心内膜炎患者 7. 妊娠期妇女 8. 对链激酶过敏患者
相对禁忌证	—

临床使用要点	
用法用量	给药途径：静脉滴注 推荐剂量：150 万 IU 溶解于 5% 葡萄糖 100ml，静脉滴注 1h；对于特殊患者（如体重过低或明显超重），医生可根据具体情况适当增减剂量（按 2 万 IU/kg 体重计）
给药说明	使用前用 5% 葡萄糖溶液溶解，溶解液应在 4~6 小时内使用
不良反应	发热、寒颤、恶心呕吐、肩背痛、过敏性皮疹、低血压、出血等
药物相互作用	与阿司匹林同时使用治疗急性心肌梗塞具有良好的效果，同时事先使用抗凝药物或右旋糖酐，可增加出血危险
注意事项	1. 本品应严格在临床医生的指导下使用 2. 急性心肌梗塞溶栓治疗应尽早开始，争取发病 12h 内开始治疗 3. 用链激酶后 5 天至 12 个月内不能用重组链激酶
注射用尿激酶	
溶栓时间窗	发病时间＜ 6h
适应证	1. 有缺血性卒中导致的神经功能缺损症状 2. 症状出现 6h 内 3. 年龄 18~80 岁 4. 意识清楚或嗜睡 5. 头 CT 无明显早期脑梗死低密度改变
禁忌证	参照阿替普酶
相对禁忌证	给药途径：静脉滴注 推荐剂量：尿激酶 100 万 ~150 万 IU，溶于 0.9% 氯化钠注射液 100~200ml，持续静脉滴注 30min

续表

临床使用要点	
用法用量	1. 临用前应以注射用灭菌 0.9% 氯化钠注射液或 5% 葡萄糖溶液配制 2. 已配制的注射液在室温下（25℃）8h 内使用，冰箱内（2~5℃）可保存 48h
给药说明	出血、消化道反应、SGPT 升高、偶见过敏如皮疹、发热等
不良反应	影响血小板功能的药物，如阿司匹林、吲哚美辛、保太松等不宜合用；肝素和口服抗凝血药不宜与大剂量本品同时使用，以免出血风险增加
药物相互作用	1. 应用本品前，应对患者进行红细胞压积、血小板记数、凝血酶时间（TT）、凝血酶原时间（PT）、激活的部分凝血激活酶时间（APTT）的测定。TT 和 APTT 应小于 2 倍延长的范围 2. 用药期间应密切观察患者反应，如脉率、体温、呼吸频率和血压、出血倾向等，至少每 4 小时记录 1 次 3. 静脉给药时，要求穿刺一次成功，以避免局部出血或血肿 4. 动脉穿刺给药时，给药完毕，应在穿刺局部加压至少 30min，并用无菌绷带和敷料加压包扎，以免出血
注意事项	

在临床工作中，静脉溶栓适应证尚不能包括所有情况，需结合考虑患者个体化情况。特殊情况下静脉溶栓适应证，见表 3-2。

表 3-2 特殊情况下静脉溶栓适应证

常见情况	适应证
高龄	80 岁以上与 80 岁以下患者接受阿替普酶静脉溶栓的有效性相似，阿替普酶治疗后 7d 内症状性颅内出血与年龄无关
卒中前存在痴呆或残疾	尽管存在残疾或痴呆的患者总体预后较差、病死率可能较高，但相对未溶栓患者仍可能从急性卒中再灌注治疗中获益，应结合患者价值观和意愿等个体因素，共同决策是否使用再灌注治疗
轻型卒中及症状快速缓解卒中	NIHSS 评分 ≤ 5 分的轻型卒中仍可能致残。如果急性缺血性卒中导致了可能致残的持续性神经功能障碍，即使评估发现症状改善，符合指征的患者也应酌情尽快进行再灌注治疗
正在应用抗凝药物	患者服用华法林抗凝治疗，如果 INR ≤ 1.7 或 PT ≤ 15s，阿替普酶静脉溶栓相对安全有效。如 48h 内服用新型口服抗凝药物而相关实验室检查无异常（如 aPTT、INR、血小板计数、ECT、TT、抗 Xa 因子活性），或超过 48h 未服用这些药物（肾功能正常），仔细评估后可考虑静脉溶栓
脑内微出血、脑白质高信号	对于未知或少量脑内微出血（< 10 个出血点）、脑白质高信号患者，可在充分评估、沟通的前提下考虑静脉溶栓治疗，不建议为评估脑内微出血、脑白质高信号而延误静脉溶栓
妊娠	对发病 4.5h 内符合治疗标准的妊娠期患者，若预计治疗中、重度卒中的获益超过子宫出血风险，可在仔细讨论潜在利弊后尽快给予阿替普酶静脉溶栓治疗
儿童	对于发病 4.5h 内的大血管闭塞导致持续神经功能缺损的儿童，与具有儿童卒中诊治经验的专家、患儿及监护人仔细讨论后，对适宜患者可尽快给予再灌注治疗

续表

常见情况	适应证
其他	对于惊厥发作（与此次卒中发生相关）、颅外段颈部动脉夹层、未破裂且未经治疗的颅内小动脉瘤（直径< 10mm）、近 2 周内有未伤及头颅的严重外伤、使用违禁药物的患者，可在充分评估、沟通的前提下考虑静脉溶栓治疗

溶栓药物的临床使用风险管理包括药学监护要点、监护指标、风险控制措施及特殊人群等情况，见表 3–3。

表 3-3　溶栓药的临床使用风险管理

药物名称	药学监护要点	监护指标	风险控制措施	特殊人群
注射用重组人 TNK 组织型纤溶酶原激活剂	1. 用于急性缺血性卒中时，应在用药后 24h 内应监测血压。如出现收缩压 180mmHg 或舒张压 > 105mmHg，建议进行静脉内抗高血压治疗 2. 如出现过敏反应，需给予抗过敏治疗，通常采用常规治疗方法进行治疗	评估 NIHSS 评分，密切监测血压、心率、血常规、凝血功能、肝功能、肾功能、心电图等	1. 患者应收入神经重症监护病房或卒中单元进行监护 2. 定期进行血压及神经功能评估，静脉溶栓治疗中及结束后 2h 内，每 15min 进行血压测量和神经功能评估；之后每 30min 进行 1 次，持续 6h；之后每小时 1 次直至治疗结束后 24h 3. 如出现严重头痛、高血压、恶心或呕吐，或神经症状体征恶化，应立即停用溶栓药物并进行头颅 CT 检查 4. 如收缩压 ≥ 180mmHg 或舒张压 ≥ 100mmHg，应增加血压监测次数，并给予降压药物 5. 鼻饲管、导尿管及动脉内测压管在病情许可情况下应延迟放置	妊娠期患者应权衡利弊，哺乳期患者慎用
注射用阿替普酶	1. 用于治疗急性缺血性卒中时，治疗过程中应监测血压且需延长至 24h 2. 如出现再灌注性心律失常，可能需给予常规的抗心律失常治疗 如出现严重过敏反应（如血管神经性水肿），应停药，并立即给予适当的治疗，可包括气管插管			妊娠期患者应权衡利弊，哺乳期患者慎用

续表

药物名称	药学监护要点	监护指标	风险控制措施	特殊人群
注射用尿激酶	1. 用药前应监测血细胞比容、血小板计数、凝血酶时间（TT）、凝血酶原时间（PT）、活化部分凝血活酶时间（APTT）、优球蛋白溶解时间（ELT），TT 和 APTT 应小于正常值的 2 倍 2. 用药期间应密切监测脉率、体温、呼吸频率、血压、出血倾向等，至少每 4 小时监测一次；如出现过敏症状（如皮疹、荨麻疹），应立即停药		6. 溶栓治疗 24h 后，给予抗血小板药物或抗凝药物前应复查头颅 CT 或 MRI 7. 若出现再灌注性心律失常，可能需给予常规的抗心律失常治疗。若出现过敏反应，采用常规治疗方法进行抗过敏治疗，严重过敏反应（如血管神经性水肿），应停药	除非急需，孕妇禁用，哺乳期及 70 岁以上患者慎用
注射用重组链激酶	1. 用药前应先测定抗链激酶抗体值，如大于 100 万 IU，则不宜使用本药 2. 用药过程中若血压降低，应减慢滴注速度 3. 如出现过敏反应，可给予抗组胺药或激素。轻度过敏反应无需中断本药治疗，重度过敏反应需立即停用本品。用药后可产生抗体，5 天至 12 个月内不宜重复给药			妊娠期、哺乳期禁用

急性缺血性卒中溶栓后出血转化绝大多数在36h内发生。一旦出现症状性出血转化，首先应停用溶栓药物，同时遵循脑出血一般处理原则，急诊行头颅CT扫描，检测全血细胞、凝血酶原时间（国际标准化比值），活化部分凝血活酶时间和纤维蛋白原水平，并交叉配比，必要时可考虑辅助使用冷沉淀，纤维蛋白原，抗纤维蛋白溶解剂（凝血酸或e-氨基己酸）等逆转凝血功能紊乱治疗，见表3-4。

表3-4　静脉溶栓后36h内发生症状性出血转化及处理

抗凝药物	建议剂量	潜在获益	不良反应
冷沉淀	一旦诊断应立即送检纤维蛋白原水平，经验性静脉输注10U冷沉淀，随后继续输注，直至纤维蛋白原水平≥1.5g/L（每10单位冷沉淀物约升高纤维蛋白原0.5g/L）	所有类型的症状性出血均可获益，应作为首选，但仍需要更多研究支持	输血反应及输血相关性肺损伤
血小板	8~10U	除血小板减少者（血小板＜100×10^9/L）可能获益外，其余尚不明确	输血反应及输血相关性肺损伤，容量负荷过重
新鲜冰冻血浆	12ml/kg	获益尚不明确，仅使用华法林者考虑使用	输血反应及输血相关性肺损伤，容量负荷过重

续表

抗凝药物	建议剂量	潜在获益	不良反应
凝血酶原复合物	25~50IU/kg（根据 INR 值调整）	获益尚不明确，仅华法林使用者考虑作为辅助治疗方案	血栓形成并发症
维生素 K	静脉注射 10mg	获益尚不明确，仅华法林使用者考虑作为辅助治疗方案	过敏反应
重组Ⅶa因子	20~160μg/kg	获益尚不明确，无证据支持其使用时不应使用	血栓形成并发症
抗纤维蛋白溶解剂	氨基己酸：第一个小时静脉注射 4g，随后 8h 给予 1g/h；氨甲环酸：10mg/kg，3~4 次 / 天（根据肾功能调整）	所有类型的症状性出血均可能获益，特别是不适于输血或者患者家家属拒绝输血、无法获取冷沉淀时，其安全性及有效性有限	血栓形成并发症

第二节　改善脑循环及神经保护剂的临床使用风险管理

改善脑循环及神经保护剂有一定的临床应用价值，可用于治疗脑创伤、脑血管意外等引起的功能损伤，其中一些药物也可用于老年性痴呆的辅助治疗。

但该类药物的有效证据还不充分，有待进一步研究。临床应遵循个体化用药原则，尽量选用安全且证据级别高的药物，并重视与非药物治疗的联合应用。常用脑循环及神经保护剂临床使用要点见表3-5。

表3-5 常用脑循环及神经保护剂临床使用要点

临床使用要点	
丁苯酞注射液、丁苯酞胶囊	
适应证	用于治疗轻、中度急性缺血性卒中等神经功能缺损的改善
用法用量	软胶囊：空腹口服。一次2粒（0.2g），一日3次，20天为一疗程，或遵医嘱 注射剂：本品应在发病后48小时内开始给药。静脉滴注，每日2次，每次25mg（100ml），每次滴注时间不少于50min，两次用药时间间隔不少于6小时，疗程14天
禁忌证	有严重出血倾向者及对该药过敏者禁用
不良反应	本品不良反应较少，主要为转氨酶轻度升高，停药后可恢复正常。偶见恶心、腹部不适及精神症状等
注意事项	肌酐清除率＜30ml/min的患者慎用本品 本品暂不推荐出血性卒中患者使用 输注本品时仅允许使用PE或聚丙烯弹性体输液器 有精神症状、心动过缓、病窦综合征患者、肝功能受损者慎用
风险点及监护点	谷丙转氨酶、肌酐值等的变化、出血、凝血障碍等
尤瑞克林注射液	
适应证	轻中度急性血栓性脑梗死

续表

临床使用要点	
用法用量	起病48小时内开始用药。每次0.15单位，溶于100ml氯化钠注射液中，静脉滴注时间不少于50min，可根据患者情况增加溶媒和（或）减慢滴速，每日1次，3周为一疗程
禁忌证	脑出血及其他出血性疾病的急性期禁用
不良反应	临床试验中发现主要有呕吐、颜面潮红、头疼、腹泻、结膜充血、心慌胸闷等
注意事项	个别患者可能出现血压急剧下降（蛋白酶抑制活性单位，Protease Nexin Activity，PNA）的情况，使用本品前15min应缓慢滴注并监测血压，一旦出现血压下降明显应立即停药并对症处理 因与血管紧张素转换酶抑制剂（ACEI）联用可协同降压，可能导致血压急剧下降，故禁止联用
风险点及监护点	低血压
马来酸桂哌齐特注射液	
适应证	用于改善急性缺血性卒中所致的神经症状、日常生活活动能力和功能障碍
用法用量	每次1支，溶于500ml 0.9%氯化钠注射液或10%葡萄糖或0.9%氯化钠注射液中，缓慢静脉滴注3小时，一日1次
禁忌证	脑内出血后止血不完全者（止血困难的患者）。白细胞减少者。有使用本品造成白细胞减少史的患者。对本品过敏的患者
不良反应	常见头痛，少见头晕、恶心、腹泻、腹痛、便秘、呼吸困难、皮疹等多系统不良反应及过敏反应

续表

临床使用要点	
注意事项	由于本品存在引发粒细胞缺乏症的可能，建议使用过程中应注意观察是否有炎症、发热、溃疡或其他可能由于治疗引发的症状。一旦此类症状发生，应做必要的血液学等检查，根据结果决定停药。使用本药过程中要定期进行血液学检查。避免与可能引起白细胞减少的其他药物合用。使用本药期间，考虑临床效果及不良反应的程度再慎重决定是否继续用药，给药1~2周后，若未见效果可停止使用
风险点及监护点	粒细胞减少、转氨酶升高等
依达拉奉右莰醇注射用浓溶液	
适应证	用于改善急性脑梗死所致的神经症状、日常生活活动能力和功能障碍
用法用量	推荐剂量为每次15ml（含依达拉奉30mg，右莰醇7.5mg），每日2次。使用时加入至100ml 0.9%氯化钠注射液中稀释后静脉滴注，30min内滴完，连续治疗14天。应于发病后48小时内开始给药
禁忌证	重度肾功能衰竭的患者（有致肾功能衰竭加重的可能）。既往对本品有过敏史的患者
不良反应	临床试验中常见不良反应有转氨酶升高、低钾血症等
注意事项	轻、中度肾功能损害患者慎用；肝功能损害患者慎用；心脏疾病患者慎用；高龄患者慎用
风险点及监护点	血肌酐值的变化、肝脏损害等

续表

临床使用要点	
胞磷胆碱注射液；胞磷胆碱口服剂型（片或胶囊）	
适应证	用于治疗颅脑损伤或脑血管意外所引起的神经系统后遗症
用法用量	片剂：每日3次，每次0.1~0.2g，温开水送服。静脉滴注每日0.2~0.5g，用5%或10%葡萄糖注射液稀释后缓缓滴注，每5~10日为一疗程；。肌内注射每日0.2g，一次或分二次注射
禁忌证	服用本品不可与有氯酯醒的药物合用
不良反应	偶见胃肠道反应，轻微、持续时间短
注意事项	对伴有脑出血、脑水肿和颅压升高的严重急性颅脑损伤患者慎用；癫痫及低血压患者慎用； 本品尽量不采用肌内注射给药，若肌内注射给药应经常更换注射部位
风险点及监护点	—
吡拉西坦注射液、吡拉西坦口服剂型（片或胶囊）	
适应证	适用于急、慢性脑血管病、脑外伤、各种中毒性脑病等多种原因所致的记忆力减退及轻、中度脑功能障碍。也可用于老年精神衰退综合征、老年性痴呆、儿童智力发育迟缓
用法用量	口服：一次0.8~1.6g，一日3次，4~8周为一疗程。儿童用量减半 静脉滴注：一次4~8g，每日1次或遵医嘱 静脉注射：每次4~6g，用20ml注射用水或0.9%氯化钠注射液溶解后使用，一日2次

临床使用要点	
禁忌证	对本品过敏者、妊娠期妇女、新生儿禁用，锥体外系疾病，亨廷顿（Huntington）舞蹈症者禁用本品，以免加重症状
不良反应	常见有恶心、腹部不适、纳差、腹胀、腹痛等，症状的轻重与服药剂量直接相关； 中枢神经系统不良反应包括兴奋、易激动、头晕、头痛和失眠等
注意事项	有严重出血倾向及轻中度肝肾功能不全者慎用并应适当减小剂量； 与华法林合用时，应当减小剂量，防止出血并发症的发生
风险点及监护点	与华法林联合使用时应注意出血的发生
奥扎格雷钠氯化钠注射液	
适应证	用于治疗急性血栓性脑梗死和脑梗死所伴随的运动障碍
用法用量	成人一次 80mg，每日 2 次，溶于 500ml 0.9% 氯化钠注射液或 5% 葡萄糖溶液中，静脉滴注，2 周为一疗程
禁忌证	对本品过敏者；脑出血或脑梗死并出血者；有严重心、肺、肝、肾功能不全者，有严重心律不齐、心肌梗塞者；有血液病或有出血倾向者；严重高血压者（收缩压＞200mmHg）
不良反应	出血倾向，转氨酶升高等。偶有恶心、呕吐、皮疹、头痛、发热
注意事项	本品避免与含钙注射液（林格氏溶液等）混合使用，以免出现白色混浊

续表

临床使用要点	
风险点及监护点	出血
银杏叶提取物注射液	
适应证	主要用于脑部、周边等血液循环障碍，如急慢性脑机能不全及其后遗症（脑卒中、痴呆），耳部血流及神经障碍（如耳鸣、耳迷路综合征），眼部血流及神经障碍，如糖尿病引起的视网膜病变及神经障碍；周围循环障碍，如各种动脉闭塞症、间歇性跛行症
用法用量	片剂：一次40~80mg，一日2~3次或遵医嘱。 滴剂：口服，一日2~3次，一次1~2ml（20滴/ml）或遵医嘱。 注射治疗：每日或每隔一日深部肌肉注射或缓慢静脉推注5毫升。静脉滴注：通常一日1~2次，一次2~4支。若必要时可调整剂量至一次5支，一日2次。给药时可添加至0.9%氯化钠注射液、葡萄糖注射液或低分子右旋糖酐输液或羟乙基淀粉中，混合比例为1∶10。若输液为500ml，静脉滴注速度应控制在2~3小时。后续治疗可以口服银杏提取物制剂或遵医嘱
禁忌证	对本品或含有银杏叶（银杏叶提取物）制剂及成分中所列辅料过敏或有严重不良反应病史者，新生儿、婴幼儿禁用
不良反应	过敏反应如皮疹、瘙痒、水肿、呼吸困难、血压下降、过敏性休克等。常见反应还包括寒战、高热、疼痛、多汗、呼吸急促、心悸、胸闷、血压升高、头晕、头痛及恶心，呕吐、腹痛等胃肠道反应、静脉炎等

续表

临床使用要点	
注意事项	银杏叶提取物注射液不影响糖分代谢，因此适用于糖尿病患者；高乳酸血症、甲醇中毒者、不耐受果糖、山梨醇者及 1,6- 二磷酸果糖酶缺乏者，给药剂量一次不可超过 25ml。本品不良反应包括严重过敏反应，可能引起过敏性休克，若出现必须立即停药并及时救治。本品宜即配即用，不宜长时间放置。建议滴速小于 40 滴 / 分钟，一般控制在 15~30 滴 / 分钟。首次用药，宜选用小剂量慢速滴注，密切观察用药反应 禁忌与其他药品混合配伍使用。不宜与氨茶碱、阿昔洛韦、注射用奥美拉唑钠配伍使用；过敏体质、心力衰竭、严重心脏病患者，肝肾功能异常患者、凝血机制或血小板功能障碍者、有出血倾向者、初次使用本品的患者、与抗凝药或抗血小板药等可能增加出血风险的药物同时使用时应慎重使用，并加强监测。不建议儿童、孕妇使用。老人、哺乳期妇女应慎重使用，如确需使用，应减量或遵医嘱
风险点及监护点	注意过敏的发生、出血
曲克芦丁注射液、曲克芦丁片（胶囊）	
适应证	用于缺血性脑血管病（如脑血栓形成、脑栓塞）、血栓性静脉炎、毛细血管出血、中心性视网膜炎、血管通透性增高所致的水肿等
用法用量	口服：一次 0.12~0.18g，一日 3 次。肌内注射：一次 0.06~0.15g，一日 2 次。20 日为 1 疗程，可用 1~3 个疗程，每疗程间隔 3~7 天。静脉滴注：一次 0.24~0.48g，一日 1 次。用 5%~10% 葡萄糖注射液或低分子右旋糖酐注射液稀释后滴注，20 天为 1 疗程或遵医嘱
禁忌证	对本品过敏或有严重不良反应病史者

续表

临床使用要点	
不良反应	恶心、呕吐、腹痛等，有肝生化指标异常病例报告。呼吸系统：胸闷、憋气、呼吸困难、呼吸急促。全身性反应：寒战、发热、水肿、过敏反应、过敏性休克等。皮肤：皮疹、瘙痒、荨麻疹、红斑疹、斑丘疹、多形性红斑等。 神经系统：头晕、头痛、震颤、意识模糊等。心血管系统：心悸、紫绀、心律失常等。其他：潮红、紫癜
注意事项	服药期间避免阳光直射、高温及过久站立；加强对首次用药患者和老年患者，及肝肾功能障碍患者的监护
风险点及监护点	皮疹的发生、过敏的表现等
天麻素注射液	
适应证	用于神经衰弱、神经衰弱综合征及血管神经性头痛等症（如偏头痛、三叉神经痛、枕骨大神经痛等）亦可用于脑外伤性综合征、眩晕症如美尼尔病、药性眩晕、外伤性眩晕、突发性耳聋、前庭神经元炎、椎基底动脉供血不足等
用法用量	肌内注射，一次 200mg，一日 1~2 次。器质性疾病可适当增加剂量，或遵医嘱。静脉注射，每次 600mg，一日 1 次，用 5% 葡萄糖注射液或 0.9% 氯化钠注射液 250~500ml 稀释后使用
禁忌证	对本品中任何成分过敏者
不良反应	临床试验可见恶性、呕吐、胃部不适、皮疹等多系统不良反应；过敏反应
注意事项	用药前应仔细询问患者用药史和过敏史，过敏体质患者慎用。如同时使用其他药品，请告知医生。当药品性状发生改变时禁止使用

续表

临床使用要点	
风险点及监护点	过敏
注射用盐酸川芎嗪、川芎嗪注射液	
适应证	用于缺血性脑血管疾病，如脑供血不全、脑血栓形成、脑栓塞及其他缺血性血管疾病，如冠心病，脉管炎等
用法用量	磷酸川芎嗪注射液：一次50~100mg，稀释至5%~10%葡萄糖注射液250~500ml，缓慢滴注，宜在3~4小时滴完，一日1次，10~15天为一疗程或遵医嘱 盐酸川芎嗪注射液：每次80~120mg，用5%葡萄糖注射液或0.9%氯化钠注射液250~500ml稀释后缓慢静脉滴注，一日1~2次，10~15天为一疗程，一般使用1~2个疗程 磷酸川芎嗪口服制剂（片剂、滴丸、胶囊）：一次50~100mg，一日3次，1个月为一疗程或遵医嘱
禁忌证	脑出血及有出血倾向者，对本品过敏者
不良反应	偶见胃部不适、口干、嗜睡，饭后服用可避免或减轻。偶见药疹、血管神经性水肿发生，停药后缓解
注意事项	静脉滴注速度不宜过快，一般不超过30~40滴/分钟为宜；本品酸性较强，不宜与碱性药物配伍；脑水肿或少量出血者与缺血性脑血管病鉴别困难时应慎用；对冠心病患者在静脉滴注时应注意观察心脏、血压的变化。血压低者慎用；使用本品要密切观察，一旦发生过敏反应，应立即停药，迅速采取地塞米松、扑尔敏等抗过敏药物救治
风险点及监护点	过敏、出血征象

续表

临床使用要点	
银杏达莫注射液	
适应证	适用于预防和治疗冠心病、血栓栓塞性疾病
用法用量	静脉滴注，成人一次 10~25ml，加入 0.9% 氯化钠注射液或 5%~10% 葡萄糖注射液 500ml 中，一日 2 次
禁忌证	对本品及所含成分过敏者禁用；新生儿、婴幼儿禁用
不良反应	临床试验可见恶心、呕吐、腹部不适、头晕、头痛、眩晕、皮疹等多系统不良反应；过敏反应
注意事项	有出血倾向者慎用；严格控制滴注速度和用药剂量，尤其注意不超剂量、过快滴注和长期连续用药；与抗凝药、溶栓药或其他抗血小板聚集药合用或心脏支架手术后的患者使用时应注意出血倾向；凝血功能障碍患者应慎用；银杏达莫可能致肝酶升高或肝功能异常，所以本品在与 3- 羟基 -3- 甲基戊二酰辅酶 A（HMG CoA）还原酶抑制药、非甾体类解热镇痛药以及其他具有肝损害风险的药物联合使用时应观察患者肝生化指标。 同时，银杏达莫注射液具有血管舒张作用，伴有严重冠状动脉疾病（如不稳定心绞痛或近期持续性心肌梗死）的患者用药时应密切观察患者心绞痛是否加剧；配药后应坚持即配即用，不宜长时间放置；用药过程中，应密切观察用药反应，特别是用药后的前 30min
风险点及监护点	过敏

第三节　脱水降颅压药的临床使用风险管理

颅内压升高，是脑卒中患者最为危险的综合征。当脑卒中患者颅内压升高后，应遵医嘱给予脱水药降低患者颅内压。表3-6和表3-7分别总结了脱水降颅压药的临床使用要点及临床使用风险管理等相关内容。

表3-6　脱水降颅压药的临床使用要点

临床使用要点	
甘露醇注射液	
适应证	1. 组织脱水。用于治疗各种原因引起的脑水肿，降低颅内压，防止脑疝 2. 降低眼内压。可有效降低眼内压，应用于其他降眼内压药无效时或眼内手术前准备 3. 渗透性利尿。用于鉴别肾前性因素或急性肾功能衰竭引起的少尿。亦可应用于预防各种原因引起的急性肾小管坏死 4. 作为辅助性利尿措施治疗肾病综合征、肝硬化腹水，尤其是当伴有低蛋白血症时 5. 对某些药物过量或中毒（如巴比妥类药物、锂、水杨酸盐或溴化物等），本药可促进上述物质的排泄，并防止肾毒性 6. 作为冲洗剂，应用于经尿道做前列腺切除术 7. 术前肠道准备

续表

临床使用要点	
用法用量	成年剂量 1. 利尿。常用量为按体重 1~2g/kg，一般用 20% 溶液 250ml 静脉滴注，并调整剂量使尿量维持在每小时 30~50ml 2. 治疗脑水肿、颅内高压和青光眼。按体重 0.25~2g/kg，配制为 15%~25% 浓度于 30~60min 静脉滴注。当患者虚弱时，剂量应减小至 0.5g/kg。严密监测肾功能 3. 鉴别肾前性少尿和肾性少尿。按体重 0.2g/kg，以 20% 浓度于 3~5min 内静脉滴注，如用药后 2~3 小时以后每小时尿量仍低于 30~50ml，最多再试用一次，若仍无反应则应停药。心功能减退或心力衰竭者慎用或不宜使用 4. 预防急性肾小管坏死。先给予 12.5~25g，10min 内静脉滴注，若无特殊情况，再给 50g，1 小时内静脉滴注，若尿量能维持在每小时 50ml 以上，则可继续应用 5% 溶液静脉滴注；若无效应立即停药 5. 治疗药物及毒物中毒。50g 以 20% 溶液静脉滴注，调整剂量使尿量维持在每小时 100~500ml 6. 肠道准备。术前 4~8 小时，10% 溶液 1000ml 于 30min 内口服完毕 小儿常用量 1. 利尿。按体重 0.25~2g/kg 或按体表面积 60g/m^2，以 15%~20% 溶液 2~6 小时内静脉滴注 2. 治疗脑水肿、颅内高压和青光眼。按体重 1~2g/kg 或按体表面积 30~60g/m^2，以 15%~20% 浓度溶液于 30~60min 内静脉滴注。患者衰弱时剂量减至 0.5g/kg 3. 鉴别肾前性少尿和肾性少尿。按体重 0.2g/kg 或按体表面积 6g/m^2，以 15%~25% 浓度静脉滴注 3~5min，如用药后 2~3 小时尿量无明显增多，可再用 1 次，如仍无反应则不再使用 4. 治疗药物及毒物中毒。按体重 2g/kg 或按体表面积 60g/m^2 以 5%~10% 溶液静脉滴注

续表

临床使用要点	
禁忌证	1. 已确诊为急性肾小管坏死的无尿患者，包括对试用甘露醇无反应者，因甘露醇积聚引起血容量增多，加重心脏负担 2. 严重失水者 3. 颅内活动性出血者，因扩容加重出血，但颅内手术时除外 4. 急性肺水肿或严重肺瘀血
常见不良反应	1. 水和电解质紊乱最为常见。快速大量静脉滴注甘露醇可引起体内甘露醇积聚，血容量迅速大量增多（尤其是急、慢性肾功能衰竭时），导致心力衰竭（尤其有心功能损害时），稀释性低钠血症，偶可致高钾血症；不适当地过度利尿导致血容量减少，加重少尿；大量细胞内液转移至细胞外可致组织脱水，并可引起中枢神经系统症状 2. 寒战、发热 3. 排尿困难 4. 血栓性静脉炎 5. 甘露醇外渗可致组织水肿、皮肤坏死 6. 过敏引起皮疹、荨麻疹、呼吸困难、过敏性休克 7. 头晕、视力模糊 8. 口渴 9. 渗透性肾病（或称甘露醇肾病），主要见于大剂量快速静脉滴注时。其机理尚未完全阐明，可能与甘露醇引起肾小管液渗透压上升过高，导致肾小管上皮细胞损伤有关。病理表现为肾小管上皮细胞肿胀，空泡形成。临床上出现尿量减少，甚至急性肾功能衰竭。渗透性肾病常见于老年肾血流量减少及低钠、脱水患者
不良反应处理措施	水和电解质紊乱为常见的不良反应，常见于大剂量静脉注射甘露醇注射液。故使用甘露醇注射液时应避免大剂量快速滴注，治疗脑水肿、颅内高压及青光眼时，静脉滴注时间应大于30分钟 发生不良反应时应立即停药，并及时对症治疗

续表

临床使用要点	
注意事项	1. 药物过量，应尽早洗胃，给予支持，对症处理，并密切监测血压、电解质和肾功能 2. 本品能透过胎盘屏障
相互作用	1. 可增加洋地黄毒性作用，与低钾血症有关 2. 增加利尿药及碳酸酐酶抑制剂的利尿和降眼内压作用，与这些药物合用时应调整剂量
甘油果糖注射液	
适应证	本品为高渗性脱水药，用于降低脑出血、脑梗塞、脑外伤、脑膜炎、脑肿瘤等引起的高颅压
用法用量	静脉滴注，成人一般一次 250~500ml，一日 1~2 次，滴注速度应缓慢，不超过 3ml/min，或遵医嘱
禁忌证	1. 严重心力衰竭者和肾功能衰竭者 2. 对有遗传性果糖不耐受症的患者 3. 严重脱水者 4. 高钠血症患者
常见不良反应	使用本品可能出现血尿或血红蛋白尿，其发生率与滴注速度过快有关，故应严格控制滴注速度（2~3ml/min），一旦发现尿血或血红蛋白尿，应及时停药，2 日内即可消失
不良反应处理措施	为避免血尿或血红蛋白尿的发生应严格控制滴注速度，滴注应控制在 2~3ml/min；一旦发现血尿或血红蛋白尿，应及时停药
注意事项	1. 使用本品时，如发生血尿或血红蛋白尿，应立即停药 2. 心脏病或心力衰竭患者、肾功能障碍、尿崩症、糖尿病患者须慎用 3. 使用前请详细检查，如发生药液混浊或有异物，瓶体细微破裂、瓶盖松动，切勿使用

续表

临床使用要点	
注意事项	4. 本品随用随配，剩余药液，应废弃 5. 严重肾功能不全的老年患者，会因排泄减少使本药在体内积聚，引起血容量明显增加，加重心脏负荷，从而诱发或加重心力衰竭 6. 大剂量注射会出现惊厥、麻痹和溶血现象
相互作用	与具有降低颅内压及眼压的药物合用时应调整剂量
氯化钠注射液（3%/5%）	
适应证	适用于低渗性失水（严重低钠血症）
用法用量	1. 严重低渗性失水时，脑细胞内溶质减少以维持细胞容积。若治疗使血浆、细胞外液钠浓度和渗透浓度迅速回升，可致脑细胞损伤。一般认为，当血钠低于 120mmol/L 时，治疗使血钠上升速度应在每小时 0.5mmol/L，不得超过每小时 1.5mmol/L 2. 当血钠低于 120mmol/L 或出现中枢神经系统症状时，可给予 3%~5%氯化钠注射液缓慢滴注。一般要求在 6 小时内将血钠浓度提高至 120mmol/L 以上。补钠量（mmol）=［142– 实际血钠浓度（mmol/L）］× 体重（kg）×0.2。待血钠回升至 120~125mmol/L 以上，可改用等渗溶液或等渗溶液中酌情加入高渗葡萄糖注射液或 10%氯化钠注射液
禁忌证	1. 心力衰竭 2. 肺水肿 3. 脑水肿、颅内压升高 4. 肝硬化腹水 5. 急性肾功能衰竭少尿期；慢性肾功能衰竭对利尿药反应不佳者 6. 高钠血症

续表

临床使用要点	
常见不良反应	1. 输液过多、过快，可致水钠潴留，引起水肿、血压升高、心率加快、胸闷、呼吸困难 2. 不适当地给予高渗氯化钠可致高钠血症、甚至出现急性左心衰竭
不良反应处理措施	当血钠低于 120mmol/L 时，治疗使血钠上升速度在每小时 0.5mmol/L，不得超过每小时 1.5mmol/L。一般要求在 6 小时内将血钠浓度提高至 120mmol/L 以上。补钠量（mmol）=［142– 实际血钠浓度（mmol/L）］× 体重（kg）× 0.2
注意事项	下列情况应慎用： 1. 妊娠且有浮肿 2. 高血压 3. 水肿或有水肿倾向者，有高度浮肿伴有低钠血症者尤应注意 4. 轻度心、肾功能不全 5. 低钾血症 6. 心功能减退的老年人
相互作用	1. 与两性霉素 B 等配伍，有浑浊或沉淀、变色现象 2. 禁忌与利血平、多黏菌素 B 硫酸盐、多黏菌素 E 硫酸盐、先锋霉素 I 配伍
氯化钠注射液（10%）	
适应证	各种原因所致的水中毒及严重的低钠血症。本品能迅速提高细胞外液的渗透压，从而使细胞内液的水分移向细胞外。在增加细胞外液容量的同时，可提高细胞内液的渗透压
用法用量	1. 严重低渗性失水时，脑细胞内溶质减少以维持细胞容积。若治疗使血浆和细胞外液钠浓度和渗透浓度迅速回升，可致脑细胞损伤。一般认为，当血钠低于 120mmol/L 时，治疗使血钠上升速度在每小时 0.5mmol/L，不得超过每小时 1.5mmol/L

续表

临床使用要点	
用法用量	2. 当血钠低于 120mmol/L 或出现中枢神经系统症状时，可给予 3%~5% 氯化钠注射液缓慢滴注。一般要求在 6 小时内将血钠浓度提高至 120mmol/L 以上。补钠量（mmol）=［142– 实际血钠浓度（mmol/L）］× 体重（kg）× 0.2。待血钠回升至 120~125mmol/L 以上，可改用等渗溶液或等渗溶液中酌情加入高渗葡萄糖注射液或 10% 氯化钠注射液
禁忌证	1. 水肿性疾病，如肾病综合症、肝硬化腹水、充血性心力衰竭、急性左心衰竭、脑水肿及特发性水肿等 2. 急性肾功能衰竭少尿期，慢性肾功能衰竭尿量减少而对利尿药反应不佳者 3. 高血压、低血钾症 4. 高渗或等渗性失水
常见不良反应	1. 输液过多、过快，可致水钠潴留，引起水肿、血压升高、心率加快、胸闷、呼吸困难 2. 不适当地给予高渗氯化钠可致高钠血症、甚至出现急性左心衰竭
不良反应处理措施	当血钠低于 120mmol/L 时，治疗使血钠上升速度在每小时 0.5mmol/L，不得超过每小时 1.5mmol/L。一般要求在 6 小时内将血钠浓度提高至 120mmol/L 以上。补钠量（mmol）=［142– 实际血钠浓度（mmol/L）］× 体重（kg）× 0.2
注意事项	下列情况应慎用： 1. 妊娠且有浮肿 2. 高血压 3. 水肿或有水肿倾向者，有高度浮肿伴有低钠血症者尤应注意 4. 轻度心、肾功能不全 5. 低钾血症 6. 心功能减退的老年人
相互作用	1. 与两性霉素 B 等配伍，有浑浊或沉淀、变色现象 2. 禁忌与利血平、多黏菌素 B 硫酸盐、多黏菌素 E 硫酸盐、先锋霉素 I 配伍

表 3-7　脱水降颅压药的临床使用风险管理

临床使用要点	
甘露醇注射液	
药学监护要点	患者电解质水平；静脉滴注过程中注意观察患者是否出现过敏、寒战、排尿困难、头晕、口渴等不良反应
监测指标	患者电解质水平
用药教育	甘露醇可通过胎盘，故孕妇用药需权衡利弊；需提前询问患者是否已经怀孕或者计划怀孕。用药后乳汁中可能含有甘露醇，哺乳期妇女需权衡利弊，需提前询问患者是否处于哺乳期
处方审核要点	适应证： 1. 治疗脑水肿 2. 用于其他降眼内压药无效时或眼内手术前准备 3. 用于鉴别肾前性因素或急性肾功能衰竭引起的少尿。亦可应用于预防各种原因引起的急性肾小管坏死 4. 作为辅助性利尿措施治疗肾病综合征、肝硬化腹水，尤其是当伴有低蛋白血症时 5. 对某些药物过量或毒物中毒（如巴比妥类药物、锂、水杨酸盐和溴化物等），本药可促进上述物质的排泄，并防止肾毒性 6. 用于经尿道做前列腺切除术 7. 术前肠道准备
	成年常用量： 1. 利尿。常用量为按体重 1~2g/kg，一般用 20% 溶液 250ml 静脉滴注，并调整剂量使尿量维持在每小时 30~50ml 2. 治疗脑水肿、颅内高压和青光眼。按体重 0.25~2g/kg，配制为 15%~25% 浓度于 30~60min 内静脉滴注。当患者虚弱时，剂量应减小至 0.5g/kg。严密监测肾功能 3. 鉴别肾前性少尿和肾性少尿。按体重 0.2g/kg，以 20% 浓度于 3~5min 静脉滴注，如用药后 2~3 小时以后每小时尿量仍低于 30~50ml，最多再试用一次，如仍无反应则应停药。已有心功能减退或心力衰竭者慎用或不宜使用

续表

临床使用要点	
处方审核要点	4. 预防急性肾小管坏死。先给予 12.5~25g，10min 内静脉滴注，若无特殊情况，再给 50g，1 小时内静脉滴注，若尿量能维持在每小时 50ml 以上，则可继续应用 5%溶液静脉滴注；若无效则立即停药 5. 治疗药物及毒物中毒。50g 以 20%溶液静脉滴注，调整剂量使尿量维持在每小时 100~500ml 6. 肠道准备。术前 4~8 小时，10% 溶液 1000ml 于 30min 内口服完毕 小儿常用量： 1. 利尿。按体重 0.25~2g/kg 或按体表面积 60g/m^2，以 15%~20%溶液 2~6 小时内静脉滴注 2. 治疗脑水肿、颅内高压和青光眼。按体重 1~2g/kg 或按体表面积 30~60g/m^2，以 15%~20% 浓度溶液于 30~60min 内静脉滴注。患者衰弱时剂量减至 0.5g/kg 3. 鉴别肾前性少尿和肾性少尿。按体重 0.2g/kg 或按体表面积 6g/m^2，以 15%~25%浓度静脉滴注 3~5min，如用药后 2~3 小时尿量无明显增多，可再用 1 次，若仍无反应则不再使用 4. 治疗药物及毒物中毒。按体重 2g/kg 或按体表面积 60g/m^2 以 5%~10%溶液静脉滴注 禁忌证： 1. 已确诊为急性肾小管坏死的无尿患者，包括对试用甘露醇无反应者，因甘露醇积聚引起血容量增多，加重心脏负担 2. 严重失水者 3. 颅内活动性出血者，但颅内手术时除外 4. 急性肺水肿，或严重肺瘀血 相互作用： 1. 增加洋地黄毒性作用 2. 增加利尿药及碳酸酐酶抑制剂的利尿和降眼内压作用
风险点	水和电解质紊乱

续表

临床使用要点	
风险点描述	水和电解质紊乱是最为常见的不良反应。快速大量静脉滴注甘露醇可引起体内甘露醇积聚，血容量迅速大量增多（尤其是急、慢性肾功能衰竭时），导致心力衰竭（尤其有心功能损害时），稀释性低钠血症，偶可致高钾血症；过度利尿导致血容量减少，加重少尿；大量细胞内液转移至细胞外可致组织脱水，并可引起中枢神经系统症状
风险控制措施	使用甘露醇注射液时应避免大剂量快速滴注，治疗脑水肿、颅内高压及青光眼时，静脉滴注时间应大于30min。发生不良反应时应立即停药，并及时对症治疗
甘油果糖注射液	
药学监护要点	1. 使用本品时应注意监测患者是否发生血尿或血红蛋白尿 2. 严重肾功能不全的老年患者，使用该药过程中应密切监测是否诱发或加重心力衰竭 3. 大剂量注射本品会出现惊觉、麻痹和溶血
监测指标	滴注速度、尿量、尿常规、心肺功能
用药教育	不推荐孕妇及哺乳期妇女使用，需提前询问患者是否已经怀孕或者计划怀孕，是否处于哺乳期
处方审核要点	适应证：用于降低脑出血、脑梗塞、脑外伤、脑膜炎、脑肿瘤等引起的高颅压 用法用量： 静脉滴注，成人一次250~500ml，一日1~2次，滴注速度应缓慢，不超过3ml/min，或遵医嘱 禁忌证： 1. 严重心力衰竭及肾功能衰竭患者 2. 有遗传性果糖不耐受症的患者 3. 严重脱水者 4. 高钠血症患者 相互作用： 与具有降低颅内压及眼压的药物合用时应调整剂量

续表

临床使用要点	
风险点	使用本品过程中出现溶血或血尿
风险点描述	滴注速度过快是导致使用本品出现溶血或血尿的主要原因
风险控制措施	为避免溶血或血尿的发生应严格控制滴注速度，滴注应控制在 2~3ml/min；一旦发现血尿或血红蛋白尿，应及时停药
氯化钠注射液（3%/5%/10%）	
药学监护要点	1. 用药时要依据失水的性质是高渗、等渗或低渗的性质给药，同时要考虑配合其他溶液以保持体内各种电解质之间的平衡关系 2. 随访检查血清钾、钠、氯的浓度、酸碱平衡、心肺肾功能、血压等指标 3. 根据临床需要检查血清中钠、钾、氯浓度；血液中酸碱浓度平衡指标、肾功能及血压和心肺功能 4. 输注过多、过快，可导致水钠潴留，引起水肿、血压升高、心率加快、胸闷、呼吸困难，甚至急性左心衰竭 5. 药物过量可致高钠血症和低钾血症，并能引起碳酸氢盐流失
监测指标	电解质水平、酸碱平衡、心肺肾功能、血压等指标
用药教育	—
处方审核要点	适应证： 1. 氯化钠注射液（3%/5%）适用于低渗性失水（严重低钠血症） 2. 氯化钠注射液（10%）用于各种原因所致的水中毒及严重的低钠血症。本品能迅速提高细胞外液的渗透压，从而使细胞内液的水分移向细胞外。在增加细胞外液容量的同时，可提高细胞内液的渗透压

续表

临床使用要点	
处方审核要点	用法用量：当血钠低于120mmol/L或出现中枢神经系统症状时，可给予3%~5%氯化钠注射液缓慢滴注。一般要求在6小时内将血钠浓度提高至120mmol/L以上。补钠量（mmol）=［142–实际血钠浓度（mmol/L）］×体重（kg）×0.2 禁忌证： 1. 氯化钠注射液（3%/5%） （1）心力衰竭 （2）肺水肿 （3）脑水肿、颅内压增高 （4）肝硬化腹水 （5）急性肾功能衰竭少尿期及慢性肾功能衰竭对利尿药反应不佳者 （6）高钠血症 2. 氯化钠注射液（10%） （1）水肿性疾病，如肾病综合征、肝硬化腹水、充血性心力衰竭、急性左心衰竭、脑水肿及特发性水肿等； （2）急性肾功能衰竭少尿期，慢性肾功能衰竭尿量减少而对利尿药反应不佳者； （3）高血压、低血钾症； （4）高渗或等渗性失水 相互作用： 1. 与两性霉素B等配伍，有浑浊或沉淀、变色现象； 2. 禁忌与利血平、多黏菌素B硫酸盐、多黏菌素E硫酸盐、先锋霉素I配伍
风险点	滴注速度
风险点描述	静脉滴注过多、过快，可导致水钠潴留，引起水肿、血压升高、心率加快、胸闷、呼吸困难，甚至急性左心衰竭

续表

临床使用要点	
风险控制措施	当血钠低于 120mmol/L 时，治疗使血钠上升速度在每小时 0.5mmol/L，不得超过每小时 1.5mmol/L 可给予 3%~5% 氯化钠注射液缓慢滴注。一般要求在 6 小时内将血钠浓度提高至 120mmol/L 以上 补钠量（mmol）=［142- 实际血钠浓度（mmol/L）］× 体重（kg）×0.2。待血钠回升至 120~125mmol/L 以上，可改用等渗溶液或等渗溶液中酌情加入高渗葡萄糖注射液或 10% 氯化钠注射液

第四节　降纤药的临床使用风险管理

缺血性卒中急性期血浆纤维蛋白原和血液黏滞度增高，降纤药可显著降低血浆纤维蛋白原，并有轻度溶栓和抑制血栓形成的作用。对不适合溶栓并经过严格筛选的脑梗死患者，特别是高纤维蛋白原血症者可选用降纤治疗。目前临床使用的降纤药主要包括降纤酶、纤溶酶、巴曲酶、蚓激酶。本节总结了临床使用过程中各类降纤药的基本内容。降纤药的临床使用要点见表 3-8，降纤药的临床使用风险管理见表 3-9。

表 3-8 降纤药的临床使用要点

临床使用要点	
降纤酶注射液、注射用降纤酶	
适应证	用于急性脑梗死，包括脑血栓、脑栓塞、短暂性脑缺血发作及脑梗死再复发的预防
用法用量	临用前，加至氯化钠注射液 100~250ml 中，静脉滴注 1 小时以上。急性发作期：一次 10U，一日 1 次，连用 3~4 日。非急性发作期：首次 10U，维持量 5~10U，一日或隔日 1 次，二周为一疗程
禁忌证	1. 具有出血疾病史者禁用 2. 手术后不久者禁用 3. 有出血倾向者禁用 4. 正在使用具有抗凝作用及抑制血小板功能药物者禁用 5. 正在使用具有抗纤溶作用制剂者禁用 6. 重度肝或肾功能障碍及其他，如乳头肌断裂、心室中隔穿孔、心源性休克，多脏器功能衰竭症者禁用 7. 对本品有过敏史者禁用
常见不良反应	瘀斑、鼻出血、牙龈出血、一过性丙氨酸氨基转移酶（Alanine Aminotransferase，ALT）或天冬氨酸氨基转移酶（Aspartate Aminotransferase，AST）升高
不良反应处理措施	1. 若出现出血或疑似出血，应停药，并采取输血或其他治疗措施 2. 若出现肝酶升高，应立即停药，并密切观察患者病情变化，必要时进行保肝治疗、饮食调整、对症治疗以及定期复查
注意事项	1. 按专业医生处方购买和使用 2. 本品若有外观异常或瓶子破裂、过期失效等情况禁止使用 3. 本品必须用足够量的输液稀释，并立即使用

续表

临床使用要点	
注意事项	4. 注意静脉滴注速度（滴注速度过快时，患者易有胸痛、心悸等不适症状） 5. 本制剂具有降低纤维蛋白原的作用，用药后可能有出血或止血延缓现象。因此，治疗前及给药期间应对患者进行血纤维蛋白原和其他出血及凝血功能的检查，并密切注意临床症状。给药治疗期间一旦出现出血和可疑出血时，应中止给药，并采取输血或其他措施 6. 如患者动脉或深部静脉损伤时，该药有可能引起血肿。因此，使用本制剂后，临床应避免进行如星状神经节封闭、动脉或深部静脉等的穿刺检查或治疗。对于浅表静脉穿刺部位有止血延缓现象发生时，应采用压迫止血法 7. 下列患者慎用：有药物过敏史者慎用。有消化道溃疡病史者慎用。患有脑血栓后遗症者慎用。70 岁以上高龄患者慎用
相互作用	1. 应避免与水杨酸类药物（如阿司匹林）合用 2. 抗凝血药可加强本品作用，引起意外出血，禁止合用 3. 抗纤溶药可抵消本品作用，禁止合用
纤溶酶注射液、注射用纤溶酶	
适应证	用于脑梗死、高凝血状态、血栓性脉管炎等外周血管疾病
用法用量	1. 若患者一般状况较好，除第一次使用 100U 外，以后可每日使用 1 次，每次用 200~300U，加到 500ml 0.9%氯化钠注射液或 5%葡萄糖注射液中稀释进行静脉滴注，7~10 天为一个疗程 2. 若患者一般状况较差，除第一次使用 100U 外，以后可隔日用 200U 进行静脉滴注，一个疗程仍为 7~10 天

续表

临床使用要点	
禁忌证	1. 有凝血机制障碍、出血倾向患者禁用 2. 严重肝肾功能损伤、活动性肺结核空洞及消化性溃疡患者禁用 3. 皮试阳性反应者禁用 4. 孕妇及哺乳期妇女禁用
常见不良反应	1. 全身性损害：寒战、发热、畏寒、高热、多汗、疼痛、过敏反应、过敏性休克等 2. 皮肤及其附件损害：皮疹、瘙痒等 3. 神经系统损害：头痛、头晕、肢体胀麻、酸痛、多眠等 4. 呼吸系统损害：胸闷、呼吸困难、憋气、气促等 5. 心血管系统损害：心悸、心慌、潮红等 6. 胃肠系统损害：恶心、呕吐、氨基转移酶（转氨酶）升高等 7. 出血凝血障碍：血尿、创面、注射部位、皮肤及黏膜出血、皮下出血等
不良反应处理措施	1. 用药过程中若出现患肢胀麻、酸痛、头胀痛、发热感、出汗、多眠等，可自行消失或缓解，不需特殊处理 2. 若出现血尿或皮下出血点，应立即停药，并进行对症治疗 3. 若出现过敏反应，如荨麻疹、瘙痒、呼吸困难等，应立即停药。可使用抗过敏药物，如抗组胺药、糖皮质激素等，以缓解过敏症状。对于严重过敏反应，如过敏性休克，应立即就医抢救，给予抗休克治疗和生命支持
注意事项	1. 用药前应仔细询问患者用药史和过敏史，过敏体质患者慎用 2. 使用本品期间，如出现任何不良事件和 / 或不良反应，请咨询医生。如同时使用其他药品，请告知医生

续表

临床使用要点	
注意事项	3. 本品是一种蛋白酶制剂，有一定的抗原性，临床使用前应用 0.9% 氯化钠注射液稀释成 1U/ml 进行皮试，15min 观察结果，红晕直径不超过 1cm 或伪足不超过 3 个为阴性。皮试阳性反应者应禁用 4. 严重高血压应控制在 180/110mmHg 以下才能应用，若舒张压偏高应使用 5% 葡萄糖溶液作稀释液，而不用 0.9% 氯化钠注射液。糖尿病患者则应用 0.9% 氯化钠注射液作稀释液，而不用 5% 葡萄糖溶液 5. 两个疗程之间应间隔 5~7 天 6. 使用时应检查药液有无浑浊，沉淀现象，若有上述现象不得使用 7. 当药品性状发生改变时禁止使用 8. 本药静脉给药不宜超过一次 300U，过量使用易引起凝血系统的代谢紊乱，造成出血风险
相互作用	尚不明确
巴曲酶注射液	
适应证	用于急性脑梗死
用法用量	首次剂量为 10BU，另二次各为 5BU，隔日一次，共三次。使用前用 250ml0.9% 氯化钠注射液稀释，静脉滴注 1 小时以上。此后应有其他治疗脑梗死药物继续治疗
禁忌证	1. 有出血患者（凝血障碍性疾病、血管障碍所致出血倾向、活动性消化道溃疡、疑有颅内出血者、血小板减少性紫癜、血友病、月经期间、手术时、尿路出血、咯血，伴有性器官出血的早产、流产、刚分娩后的妇女和产褥期妇女等） 2. 新近手术患者 3. 有出血可能的患者（内脏肿瘤、消化道憩室炎、大肠炎、亚急性细菌性心内膜炎、重症高血压、重症糖尿病者等）

续表

临床使用要点	
禁忌证	4. 正在使用具有抗凝作用及抑制血小板机能药物（如阿司匹林）者和正在使用抗纤溶性制剂者 5. 用药前血纤维蛋白原浓度低于 100mg/dl 者 6. 重度肝或肾功能障碍及其他如乳头肌断裂、心室中隔穿孔、心源性休克、多脏器功能衰竭症者 7. 对本制剂有过敏史者
常见不良反应	1. 血液：有时会出现嗜酸性粒细胞增多，白细胞增多或减少，红细胞减少、血红蛋白减少等 2. 肝脏：ALT、AST 升高，时有碱性磷酸酶（Alkaline Phosphatase，ALP）升高 3. 肾脏：时有血尿素氮（Blood Urea Nitrogen，BUN）升高，血清肌酐升高，出现蛋白尿等 4. 消化系统：时有恶心、呕吐、胃痛、食欲不振、胃部不适感等 5. 神经系统：时有头晕、脚步蹒跚、头痛、头重、麻木感等 6. 感觉器官：时有耳鸣、眼痛、视觉朦胧感、眼振等 7. 代谢异常：中性脂肪含量升高，时有总胆固醇的升高等 8. 过敏症：时有皮疹、荨麻疹等 9. 注射部位：时有皮下出血、止血延迟、血管痛等 10. 其他：时有胸痛、发热、冷感、不快感、无力感、心外膜炎、鼻塞等
不良反应处理措施	1. 若出现过敏症状，应立即停药并观察。对于轻度过敏症状，可给予抗过敏药进行治疗。若出现休克，应立即停药并进行急救 2. 首次用药后血纤维蛋白原浓度低于 100mg/dl 者，如用药期间出现出血或疑似出血，应停药，并采取输血或其他措施 3. 若出现出血应立即停药，并密切监测患者的凝血功能和出血情况 4. 若出现肝肾功能损伤，应停药并监测肝肾功能指标的变化

续表

临床使用要点	
注意事项	1. 本制剂具有降低纤维蛋白原的作用，用药后可能有出血或止血延缓现象。因此，治疗前及治疗期间应对患者进行血纤维蛋白原和血小板凝集情况的检查，并密切注意临床症状。首次用药后第一次血纤维蛋白原低于 100mg/dl 者，给药治疗期间出现出血或可疑出血时，应停止给药，并采取输血或其他措施 2. 若患者有动脉或深部静脉损伤时，该药有可能引起血肿。因此，使用本制剂后，临床上应避免进行星状神经节封闭、动脉或深部静脉等的穿刺检查或治疗。对于浅表静脉穿刺部位有止血延缓现象发生时，应采用压迫止血法 3. 为使患者理解使用本制剂后发生出血的可能，因此必须将以下事项告知患者。 （1）手术或拔牙时，使用本制剂前应和医生讨论 （2）到其他医院或部门就诊时，应将使用本制剂的情况告知医生 （3）用药期间应避免从事可能造成创伤的工作 4. 下列患者慎用。 （1）有药物过敏史者 （2）有消化道溃疡史者 （3）有脑血管病后遗症者
相互作用	1. 与抗凝剂及血小板抑制剂（如阿司匹林等）合用可能会增加出血倾向或使止血时间延长 2. 本品能生成 desA 纤维蛋白聚合物，可能引起血栓、栓塞症，所以与溶栓剂合用应特别注意
蚓激酶肠溶胶囊、蚓激酶肠溶片	
适应证	用于缺血性脑血管病，使过高的纤维蛋白原和血小板凝集率降低，改善症状并防止病情发展
用法用量	口服。一次 40 万 U 或 60 万 U，一日 3 次或遵医嘱。需饭前半小时服用。每 3~4 周为一疗程。可连服 2~3 个疗程，也可连续服用至症状消失

续表

临床使用要点	
禁忌证	对本品过敏者禁用
常见不良反应	1. 神经系统：头痛、头晕 2. 胃肠道：恶心、呕吐、胃部不适、稀便次数增多、便秘 3. 血液：嗜酸性粒细胞增多 4. 皮肤：皮疹、瘙痒
不良反应处理措施	1. 若出现轻微不良反应，应停药并观察症状是否缓解，必要时可对症治疗 2. 若使用本药过量导致出血，可对症治疗
注意事项	1. 本品必须饭前服用 2. 有出血倾向者慎用 3. 急性出血患者不宜应用
相互作用	与抑制血小板功能的药物有协同作用，使后者的抗凝作用增强

表 3-9　降纤药的临床使用风险管理

临床使用要点	
降纤酶注射液、注射用降纤酶	
药学监护要点	1. 用药前应详细询问患者的过敏史，特别是对降纤酶或其他类似药物的过敏反应；了解患者的肝肾功能状况，重度肝肾功能不全者禁用；评估患者的凝血功能，确保在用药前患者的凝血指标处于正常范围；确保药品的包装完整无损，且药品在有效期内；临用前，将降纤酶用注射用水或 0.9% 氯化钠注射液适量溶解，并加入到无菌 0.9% 氯化钠注射液中，配制成溶液后进行静脉点滴

续表

临床使用要点	
药学监护要点	2. 用药过程中应注意静脉滴注速度，滴注速度过快时患者易出现胸痛、心悸等不适症状，静脉滴注 1 小时以上；用药过程中密切监测患者的生命体征，包括血压、心率、呼吸等；注意观察患者是否有过敏反应，如皮肤瘙痒、红肿、皮疹等，以及是否有出血倾向，如牙龈出血、鼻出血等。若出现不良反应需采取相应处理措施；注意药物相互作用，避免与水杨酸类药物、抗凝血药、抗纤溶药合用；特殊人群：妊娠期妇女慎用。哺乳期妇女慎用。儿童用药安全性尚不明确。老年人用药安全性尚不明确，70 岁以上老年人慎用 3. 用药结束后继续监测患者的凝血功能，确保凝血指标恢复正常。若患者出现凝血异常，应及时就医并采取相应的治疗措施；密切观察患者的病情变化，包括症状是否缓解、是否有新的症状出现等。若患者病情出现恶化或无法缓解，应及时就医并调整治疗方案
监护指标	用药前和用药期间应监测血纤维蛋白原及其他出血和凝血功能
用药教育	1. 静脉滴注给药，滴注时间通常在 1 小时以上。滴注速度过快可出现胸痛、心悸等 2. 用药后可能有出血或止血延缓现象。用药期间需进行出血及凝血功能检查。用药期间一旦出现出血或疑似出血，请立即告知医生 3. 用药后请避免进行星状神经节封闭、动脉或深部静脉穿刺检查或治疗，以免引起血肿。浅表静脉穿刺部位有止血延缓现象发生时，可采用压迫止血法 4. 用药后可能出现少量瘀斑、鼻血、牙龈出血等现象，一般停药后症状可自行消失
处方审核要点	1. 适应证审核：确保药物的使用符合患者的具体病情和诊断

续表

临床使用要点	
处方审核要点	2. 用法用量审核：包括剂量、频次、给药途径、溶液稀释、给药速度或服药时间、给药疗程等 3. 禁忌证审核：包括患者既往疾病、严重肝肾功能不全、特殊人群、过敏史等 4. 药物相互作用审核：主要包括抗凝药、抗血小板药、抗纤溶药等可能加强或减弱降纤药疗效的药物 5. 特殊注意事项审核：包括评估患者有无出血倾向、实验室检查值是否正常、是否发生不良反应等 6. 处方合法性审核：包括处方格式是否规范、医生是否有合法的处方权
风险点	1. 出血风险 2. 凝血功能障碍 3. 过敏反应 4. 肝肾功能损害
风险点描述	1. 降纤酶能够抑制血小板聚集和黏附，进而影响血液凝固过程中的关键步骤，使血液处于高流动性状态，降低凝固能力；长期应用或过量使用可能导致出血风险增加，特别是存在血管损伤或溃疡的情况下更为显著；可能导致皮肤黏膜下广泛性渗血、瘀斑等现象，严重时可引起颅内出血，危及生命安全 2. 降纤酶能够抑制凝血因子的合成及活化，从而影响机体的凝血过程。可能导致难以止血或出现持续性出血的情况 3. 对于过敏体质的患者，使用降纤酶可能导致过敏反应，如皮疹、瘙痒、呼吸困难等 4. 降纤酶通过肾脏代谢，存在慢性肾衰竭、重度肝功能不全患者的疗效尚无可靠依据，长期使用可能对肝肾功能造成损害
风险控制措施	1. 严格掌握适应证：在使用降纤酶前，应明确患者的诊断，确保药物适用于其病情。避免在无适应证的情况下使用降纤酶

续表

临床使用要点	
风险控制措施	2. 监测凝血功能：在使用降纤酶期间，应密切监测患者的凝血功能变化。如发现凝血功能异常，应及时调整用药方案或停药 3. 控制用药剂量和疗程：严格按照医生指导的剂量和疗程使用降纤酶。避免过量使用或长期使用，以减少出血风险和其他不良反应的发生 4. 注意药物配伍禁忌：降纤酶不宜与其他药品在同一容器内混合给药。如需与其他药物同时使用，应至少间隔 15min 以上 5. 关注患者过敏史：对于有药物过敏史或过敏体质的患者，应谨慎使用降纤酶 6. 定期监测肝肾功能：在使用降纤酶期间，应定期监测患者的肝肾功能。如发现肝肾功能异常，应及时停药并采取相应的治疗措施 7. 及时处理不良反应：在使用降纤酶期间，如患者出现不良反应，应及时停药并就医处理。对于严重的不良反应，应立即采取紧急救治措施 8. 关注特殊人群用药：特殊人群应在医师指导下使用，确保用药安全
纤溶酶注射液、注射用纤溶酶	
药学监护要点	1. 用药前应详细询问患者的病史，特别是凝血功能、肝肾功能、是否有出血倾向或过敏史。严重肝肾功能损伤者禁用。用药前需进行皮试，纤溶酶是一种蛋白酶制剂，具有一定的抗原性，因此在使用前需进行皮试。将纤溶酶用 0.9% 氯化钠注射液稀释成 1U/ml 后进行皮试，观察 15min，红晕直径不超过 1cm 或伪足不超过 3 个为阴性 检查药液：使用前需检查药液是否有浑浊、沉淀现象，若有上述现象则不得使用

续表

临床使用要点	
药学监护要点	2. 用药过程中密切监测患者是否出现不良反应，如创面、注射部位、皮肤及黏膜出血，以及头痛、头晕或转氨酶升高等。极少数患者可能会出现过敏反应，如皮疹、瘙痒、呼吸困难等。监测患者的凝血功能，特别是血小板计数和凝血酶原时间等指标。对于血小板计数低于 80×10^9/L 的患者，应停药观察。注意纤溶酶与其他药物之间的相互作用，若与其他抗凝血药物、抗血小板药物等合用时，需评估联合用药的风险和效益。特殊人群如妊娠期、哺乳期妇女禁用。儿童用药安全性尚不明确，应慎用。老年人用药安全性尚不明确，用药时需严密监测。纤溶酶静脉给予药量一次不宜超过 300 单位，超量使用易引起凝血系统的代谢紊乱，增加出血风险。一旦出现药物过量，应立即停药，并进行对症治疗，如输血、使用止血药物等 3. 用药后应密切观察患者的病情变化，包括症状是否缓解、是否有新的症状出现等。若患者病情出现恶化或无法缓解，应及时就医并调整治疗方案
监护指标	1. 临床使用前应进行皮试，皮试阳性者禁用 2. 用药期间监测是否出现血尿或皮下出血点，监测血小板计数
用药教育	1. 静脉滴注给药 2. 用药期间若出现患肢胀麻酸痛、头胀痛、发热感、多汗、多眠等副作用，不需特殊处理，症状可自行消失或缓解 3. 用药期间需监测血小板计数，如果血小板计数少于 80×10^9/L，可能需停药 4. 用药后可能出现寒战、发热（包括高热）、多汗、疼痛、皮疹、瘙痒、头痛、头晕、肢体胀麻、酸痛、多眠、胸闷、呼吸困难、憋气、气促、心悸、心慌、潮红、恶心、呕吐、血尿、出血（包括创面、注射部位、皮肤及黏膜、皮下等部位出血）等副作用。如果出现血尿或皮下出血点，可能需停药并对症处理

续表

临床使用要点	
处方审核要点	同降纤酶
风险点	1. 出血倾向 2. 凝血功能障碍 3. 皮下瘀斑 4. 伤口愈合延迟 5. 过敏反应
风险点描述	1. 纤溶酶通过降解纤维蛋白原及纤维蛋白，间接影响凝血因子活性，导致止血功能受损。患者可能出现轻微出血或难以控制的出血，严重时可能导致贫血、休克甚至死亡 2. 纤溶酶能够分解凝血因子，使凝血过程受阻，从而引起凝血功能障碍。临床表现为凝血时间延长、出血倾向增加，可伴随皮肤黏膜瘀点、瘀斑等症状 3. 由于纤溶酶对纤维蛋白有水解作用，会导致毛细血管通透性增强，红细胞外渗，形成皮下瘀斑。可能伴有局部疼痛、触痛，长期存在可能导致色素沉着或组织损伤 4. 纤溶酶可以溶解伤口处的纤维蛋白，干扰正常的伤口修复过程，进而影响伤口愈合。患者可能会经历伤口长时间不愈合并伴有感染的风险，需要额外的治疗干预 5. 个体对纤溶酶产生免疫应答，引发免疫球蛋白 E（Immunoglobulin E，IgE）介导的超敏反应，出现过敏症状。常见症状包括荨麻疹、瘙痒、呼吸困难，重症可能导致过敏性休克
风险控制措施	1. 严格掌握适应证：在使用纤溶酶前，应明确患者的诊断，确保药物适用于其病情。避免在无适应证的情况下使用纤溶酶 2. 用药期间监测：用药期间应密切观察患者的出血情况，如牙龈出血、鼻出血、血尿等，应及时处理以减少潜在风险。定期复查凝血功能，确保凝血指标在安全范围内

续表

临床使用要点	
风险控制措施	3. 药物剂量调整：根据患者的凝血功能、出血倾向及病情严重程度，合理调整纤溶酶的剂量。避免长期大剂量使用，以减少出血风险 4. 避免与其他药物相互作用：若同时应用抗纤溶药物如 6– 氨基己酸、氨甲环酸或口服避孕药等，应先咨询医生，谨遵医嘱用药。避免与可能增加出血风险的药物同时使用，如水杨酸类药物及抗凝血药 5. 关注特殊人群用药：特殊人群应在医师指导下使用，确保用药安全
巴曲酶注射液	
药学监护要点	1. 用药前应确认患者是否适合使用巴曲酶，确保用药目的与患者临床症状相符 详细询问患者的病史，特别是出血史、过敏史或正在使用其他可能影响凝血功能的药物 使用前，需用 250 毫升的 0.9% 氯化钠注射液进行稀释，静脉滴注。检查纤维蛋白原和血小板聚集功能，严重肝肾功能障碍者禁用 2. 用药输注时间应超过 1 小时 用药过程中应密切监测患者是否出现不良反应，如牙龈出血、皮肤瘀斑等；应定期监测纤维蛋白原、血小板聚集功能，并密切注意临床症状；应避免与抗凝血药和抑制血小板聚集药物共用；特殊人群如妊娠期妇女安全性尚不明确，治疗上的有益性应大于危险性时才能使用。使用本品时应避免与水杨酸类药物（如阿司匹林）合用。哺乳期妇女一般应避免使用本药，如果必须使用本药时应停止哺乳。儿童用药安全性尚不明确。老年人生理功能低下，70 岁以上高龄患者慎用本药，用药期间应严密观察 3. 用药后应提醒患者避免进行可能引起出血的活动，如拔牙、手术等；提醒患者用药期间应避免从事可能造成创伤的工作
监护指标	用药前和用药期间应监测纤维蛋白原、血小板聚集功能

续表

临床使用要点	
用药教育	1. 静脉滴注给药 2. 用药后可能有出血或止血延缓现象，用药期间应定期监测纤维蛋白原、血小板聚集情况。若出现出血或疑似出血，请立即告知医生 3. 用药期间应避免参加可能引起创伤的工作，手术或拔牙前需提前告知医生在使用此药物 4. 如果您有动脉或深部静脉损伤，用药后可能引起血肿。因此用药期间需要避免进行穿刺检查或治疗。如果浅表穿刺部位有止血延缓现象发生时，可以采用压迫止血法 5. 用药后可能出现恶心、呕吐、胃痛、食欲差、胃部不舒服、头晕、脚步蹒跚、头痛、头重、麻木感、耳鸣、眼痛、视觉朦胧感、眼振、皮疹、荨麻疹、皮下出血、止血延迟、血管痛、胸痛、发热、冷感、不快感、无力感、心外膜炎、鼻塞等副作用
处方审核要点	同降纤酶
风险点	1. 出血风险 2. 肝功能损伤 3. 过敏反应 4. 静脉滴注速度相关风险
风险点描述	1. 巴曲酶通过抑制凝血因子Xa活性来发挥抗凝作用，可能导致凝血功能障碍，从而引发出血倾向。患者可能出现皮肤黏膜瘀点、瘀斑、鼻衄、齿龈渗血、眼结膜出血、泌尿道出血等症状 2. 巴曲酶可能导致肝功能指标异常、肝细胞坏死、胆汁淤积等风险反应。严重时可能导致肝功能衰竭，出现乏力、食欲减退、体重下降、内分泌失调、血液凝固障碍等症状 3. 巴曲酶可能引起过敏反应，表现为皮疹、呼吸困难等症状。严重的过敏反应可能导致过敏性休克，威胁患者生命

续表

临床使用要点	
风险点描述	4. 巴曲酶静脉滴注速度过快可能导致血液凝固加速或出血风险增加。对于存在血栓形成倾向、凝血功能异常、贫血、心血管疾病或脑血管疾病的患者，可能会加重病情，甚至引起严重出血事件
风险控制措施	1. 用药前应评估患者的血栓形成倾向、出血风险、肝功能，必要时监测凝血功能和肝功能 2. 用药期间应密切观察患者的出血情况和肝功能，定期复查凝血功能和肝功能，确保指标在安全范围内 3. 对于存在过敏反应风险的患者，应密切监测其生命体征，一旦出现过敏症状，立即停药并采取抗过敏措施 4. 严格控制输注速度，避免输注过快导致出血风险增加。对于存在特殊疾病的患者，如心血管疾病、脑血管疾病等，应进一步降低滴注速度并密切监测生命体征 5. 注意药物相互作用：避免同时使用可能增加出血风险的药物，如水杨酸类药物、抗凝血药等。若需同时使用其他药物，应咨询医生 6. 特殊人群应在医师指导下用药，确保用药安全
蚓激酶肠溶胶囊、蚓激酶肠溶片	
药学监护要点	1. 用药前应详细询问病史，了解患者是否有过敏史、是否有出血性疾病或出血倾向，了解患者是否正在使用其他抗凝药物或可能影响凝血功能的药物。应评估适应证，避免药物滥用 2. 用药期间应提醒患者饭前半小时服药，以确保药物在肠道内溶解和吸收 关注患者是否出现不良反应，如头痛、头晕、便秘、恶心、腹泻、皮疹、瘙痒等 特殊人群：妊娠期妇女慎用。哺乳期妇女慎用。儿童用药安全性尚不明确，应慎用。因本药耐受性较好，老年人可按常规剂量用药，但应特别注意监测老年人的凝血功能和肝肾功能

续表

临床使用要点	
监护指标	用药期间监测凝血功能以及出血倾向
用药教育	1. 为保证蚓激酶不被胃酸破坏，请在餐前 30min 服药。服药时请完整吞服，不要咀嚼 2. 用药后可能出现头痛、皮疹、皮肤瘙痒、恶心、呕吐、胃部不适、稀便、便秘等副作用。过量服用可能会引起出血
处方审核要点	同降纤酶
风险点	1. 过敏反应 2. 出血倾向 3. 药物相互作用 4. 肝肾功损伤
风险点描述	1. 部分患者可能对蚓激酶中的成分产生过敏反应，出现皮疹、瘙痒、呼吸困难等症状 2. 蚓激酶具有纤溶活性，可促进纤维蛋白溶解，导致血液凝固能力下降，增加出血风险。本身有出血性疾病，如胃出血、脑出血等，或正在使用抗凝血药物如华法林、阿司匹林等的患者，需谨慎使用蚓激酶 3. 蚓激酶与某些药物如氯吡格雷、肝素、阿司匹林、非甾体抗炎药等同时使用时，可能影响药效或增加出血风险 4. 长期使用蚓激酶可能对肝肾功能造成损伤，特别是肝肾功能不全的患者
风险控制措施	1. 在使用蚓激酶前，应详细询问患者的过敏史、用药史和疾病史，确保患者符合用药适应证，并排除禁忌证 2. 避免与可能产生相互作用的药物同时使用，或在医生指导下调整用药方案 3. 特殊人群在使用蚓激酶前，应咨询医生并根据个体情况进行评估

续表

临床使用要点	
风险控制措施	4. 用药期间定期监测患者的凝血功能、肝肾功能等指标，及时发现并处理异常情况 5. 将药品存放在阴凉、干燥处，远离高温、潮湿环境，防止变质失效 6. 遵医嘱进行复查，以便了解病情变化以及是否需要调整治疗方案。如有任何不适或疑问，应及时向专业医师咨询

第五节　预防血管痉挛药的临床使用风险管理

脑血管造影检查发现有近 2/3 的蛛网膜下腔出血（Subarachnoid Hemorrhage，SAH）患者发生脑血管痉挛，约半数患者可以没有症状。本节内容总结了预防血管痉挛药的基本内容。预防血管痉挛药的临床使用要点见表 3-10。

预防血管痉挛药的临床使用风险管理包括药学监护要点、处方审核要点、临床风险点等内容，掌握这些临床使用风险，可以在用药时更加谨慎，降低医疗事故的发生率，为患者提供更加安全有效的治疗选择，具体内容见表 3-11。

表 3-10 预防血管痉挛药的临床使用要点

临床使用要点	
注射用尼莫地平	
适应证	1. 预防和治疗蛛网膜下腔出血所引起的脑血管痉挛 2. 缺血性脑血管病（脑血栓形成，脑栓塞，短暂脑缺血发作）
用法用量	1. 取注射用尼莫地平 4mg，用适量 5% 葡萄糖或葡萄糖 0.9% 氯化钠注射液溶解，注入 250ml 或 500ml 5% 葡萄糖或葡萄糖生理盐水中，混合均匀后避免阳光直射并立即静脉滴注 2. 体重估计低于 70kg 或血压不稳定的患者，治疗开始的 2h 内可按照每小时 0.5mg 尼莫地平给药。如果耐受性良好尤其血压无明显下降时，2h 后，尼莫地平剂量可增至 1mg。体重估计大于 70kg 患者，剂量宜从每小时 1mg 尼莫地平开始。2h 后如无不适可增至 2mg。对于发生不良反应的患者，有必要降低剂量或停止治疗
禁忌证	1. 对本品或本品中任何成分过敏者禁用 2. 脑水肿和颅内压增高者禁用
常见不良反应	1. 消化系统：恶心，胃肠道不适，腹泻、个别患者有肠梗阻（肠麻痹导致的肠运送障碍），胃肠道出血、肝功能异常、肝炎、黄疸 2. 神经系统：头晕、眼花、头痛、虚弱、嗜睡。一些患者可能有中枢兴奋症状，如失眠，多动，兴奋，攻击性和多汗。偶见运动功能亢进，抑郁和神经退化 3. 心血管系统：血压下降（尤其是基础血压增高的患者），心率加快（心动过速），心动过缓、心电图异常、心悸、反跳性血管痉挛、高血压、充血性心衰 4. 血液系统：极个别患者出现血小板减少症，贫血，血肿，弥漫先血管内凝血，深静脉血栓形成 5. 呼吸系统：呼吸困难、喘息

续表

临床使用要点	
常见不良反应	6. 局部反应：静脉炎（高浓度外周血管滴注时） 7、其他：皮疹、暖热感、皮肤发红、外周水肿、肌痛 / 痉挛、痤疮、瘙痒、潮红、苯妥英毒性 8、对实验室参数的影响：可有转氨酶，碱性磷酸酶及 γ-GT 升高，血清尿素氮和 / 或肌酐升高
不良反应处理措施	1. 出现恶心和呕吐时可以使用止吐药进行对症治疗，同时调整滴注速度。个别患者可产生假性肠梗阻，表现为腹胀，肠鸣音减弱，当出现时应当减少用药剂量并保持观察 2. 头痛是尼莫地平常见的不良反应。通常为轻度至中度，可以耐受。如果头痛严重，可以考虑减小剂量或暂停用药 3. 头晕及眩晕通常与血压下降有关。处理措施包括减慢滴注速度，让患者卧床休息，避免突然改变体位 4. 尼莫地平可能导致血压下降。处理措施包括减慢滴注速度，监测血压，必要时使用升压药物 5. 由于尼莫地平的血管扩张作用，可能导致患者面部潮红。一般无需特殊处理，如症状明显，可适当调整剂量 6. 少数患者可能出现皮疹、瘙痒等过敏反应。严重时，应立即停药，并给予抗过敏治疗 7. 长期使用尼莫地平可能引起肝功能异常。需定期监测肝功能，如有异常，应考虑停药或调整治疗方案 8. 注射部位疼痛、红肿可以通过更换注射部位、局部热敷等方式缓解
注意事项	1. 低血压患者（收缩压＜ 100mmHg）须慎用 2. 肝功能受损者应慎用 3. 避免与 β 受体拮抗剂或其他钙离子拮抗剂合用 4. 从小包装取出后及时使用，应避免日光直射 5. 由于尼莫地平的活性成分可被聚氯乙烯（PVC）吸收，所以输注尼莫地平时仅允许使用聚乙烯（PE）输液管

临床使用要点	
注意事项	6. 应放在儿童接触不到的地方 7. 使用本品期间，若出现任何不良事件和 / 或不良反应，应及时咨询医生 8. 同时使用其他药品，请告知医生 9. 不同厂家药品的辅料不同，有些会含有一定量的乙醇，不能与乙醇不相容的药物配伍
相互作用	1. 抗精神病药物和抗抑郁剂 （1）合并应用抗抑郁剂氟西汀可使尼莫地平的稳态血浆浓度提高 50%，氟西汀显著降低，而其活性代谢产物去甲氟西汀不受影响 （2）去甲替林与尼莫地平同时给药，将使尼莫地平血浆浓度稍有增加，而去甲替林的血浆浓度不受影响 （3）长期定量使用尼莫地平与氟哌啶醇，不出现相互作用 2. 抗 HIV 药 在试验猴身上同时应用抗 HIV 药物叠氮胸苷和尼莫地平输液可导致叠氮胸苷曲线下面积（Area Under the Curve，AUC）显著升高，反之，其分布容积和清除率显著降低 3. 降压药 尼莫地平可增强抗高血压药的降压作用，故应避免与其他钙拮抗剂（如：其他二氢吡啶类，硫氮䓬酮，维拉帕米等）或 β 受体拮抗剂以及 α- 甲基多巴合并使用。同时静脉给予 β 受体拮抗剂可导致血压进一步下降并且共同增强负性肌力作用，甚至非代偿性心力衰竭。若必须联合使用时，应对患者进行密切监测 4. 具有肾毒性的药物 同时服用肾毒性药物（如氨基糖苷类药物、头孢菌素类药物、呋塞米）或已有肾功能损伤的患者可引起肾功能减退，此时必须仔细监测肾功能，若发现肾功能减退，应考虑停药

续表

临床使用要点	
尼莫地平片	
适应证	1. 作为尼莫地平注射液预先使用后的继续治疗，可预防和治疗由于动脉瘤性蛛网膜下腔出血后脑血管痉挛引起的缺血性神经损伤 2. 治疗老年性脑功能障碍，例如：记忆力减退，定向力和注意力障碍和情绪波动。治疗前，应确定这些症状不是由需要特殊治疗的潜在疾病引起的
用法用量	1. 动脉瘤性蛛网膜下腔出血 除非特殊处方，否则推荐采用下述用法用量：使用尼莫地平注射液治疗 5~14 天，继以尼莫地平片，每次 60mg（2 片），每日 6 次，服用 7 天。少量水送服完整片剂，与饭时无关。连续服药间隔不少于 4 小时。发生不良反应的患者，应减量或中断治疗 2. 老年性脑功能障碍 除非特殊处方，推荐剂量为每次 30mg（每次 1 片），每日 3 次。少量水送服完整片剂，与饭时无关
禁忌证	1. 对本品或本品中任何成分过敏者禁用 2. 用于治疗老年性脑功能障碍时，对于肝功能严重不良的患者，特别是肝硬化患者，由于首过效应和代谢清除率减少，可能使尼莫地平的生物利用度增加，因此肝功能严重不良的患者禁用（如肝硬化）
常见不良反应	1. 胃肠道不适：恶心、呕吐、腹泻等 2. 心血管症状：血压下降，心动过速等 3. 神经系统异常：头晕、头痛、嗜睡等 4. 过敏反应：皮疹、皮肤瘙痒等 5. 肝炎或肝肾功能损伤
不良反应处理措施	1. 胃肠道不适症状通常较轻微，停药后可自行缓解。如果症状持续或加重，建议及时就医

续表

临床使用要点	
不良反应处理措施	2. 部分患者可能会出现血压下降、心率加快等症状。在服用尼莫地平片期间，应定期监测血压和心率。若出现明显的心血管症状，如严重的心悸或晕厥，应立即就医 3. 部分患者可能出现头晕、头痛、嗜睡等症状。建议在出现这些症状时保持休息，避免驾驶或操作机械等需要高度集中注意力的活动。如果症状严重，应及时咨询医生 4. 少数患者可能对尼莫地平片过敏，表现为皮疹、皮肤瘙痒等。若出现过敏反应，应立即停药并就医 5. 长期或大剂量使用尼莫地平片可能会对肝肾功能产生影响，表现为肝功能异常、血肌酐升高等。在服用尼莫地平片期间，应定期检查肝肾功能。如果出现相关症状，应及时就医
注意事项	1. 使用本品治疗老年性脑功能障碍时，患有多种疾病的老年患者，如伴有严重肾功能不全（肾小球滤过率小于 20ml/min）、严重心功能不全时应定期随访检查 2. 使用本品预防和治疗由于动脉瘤性蛛网膜下腔出血后脑血管痉挛引起的缺血性神经损伤时，虽然未显示应用尼莫地平与颅内压升高有关，但推荐对颅内压升高或脑水肿患者应进行密切的监测 3. 低血压患者（收缩压＜ 100mmHg）须慎用 4. 使用本品可能出现的头晕症状会影响操作（驾驶）和使用机械的能力 5. 严禁使用超过有效期的尼莫地平片 6. 请放在儿童触及不到的地方
相互作用	1. CYP 3A4 系统抑制剂 尼莫地平与下列 CYP 3A4 系统抑制剂联合应用时，应监测血压，如有必要，应考虑减小尼莫地平的服用剂量：

续表

临床使用要点	
相互作用	（1）大环内酯类抗生素（如红霉素） 未进行尼莫地平与大环内酯类抗生素相互作用的研究。某些大环内酯类抗生素抑制 CYP 3A4 系统。因此大环内酯类抗生素不能与尼莫地平合用。阿奇霉素虽在结构上属于大环内酯类抗生素，但对 CYP 3A4 系统无抑制作用 （2）抗 –HIV 蛋白酶抑制剂（如利托那韦） 未进行尼莫地平与抗 –HIV 蛋白酶抑制剂相互作用的研究。此类药物为 CYP 3A4 系统的强效抑制剂。因此合并应用此类蛋白酶抑制剂可能使尼莫地平的血浆浓度显著增加 （3）吡咯类抗真菌药（如酮康唑） 未进行尼莫地平与酮康唑相互作用的研究。吡咯类抗真菌药对 CYP 3A4 系统有抑制作用，因此，此类药物与口服尼莫地平合并用药时，可能由于首过效应减少使尼莫地平的生物利用度增加 （4）奈法唑酮 未进行尼莫地平与奈法唑酮相互作用的研究。此抗抑郁药是 CYP 3A4 系统的强效抑制剂。因此合并应用奈法唑酮可能使尼莫地平的血浆浓度显著增加 （5）氟西汀 合并应用抗抑郁药氟西汀可使尼莫地平的稳态血浆浓度提高 50%。氟西汀明显减少，而其活性代谢产物去甲氟西汀不受影响 （6）奎奴普丁达福普汀 根据钙拮抗剂的用药经验，奎奴普丁达福普汀与尼莫地平联合应用可能使尼莫地平的血浆浓度增加 （7）西咪替丁 H_2- 拮抗剂西咪替丁与尼莫地平联合应用会增加尼莫地平的血浆浓度 （8）丙戊酸 抗惊厥药丙戊酸与尼莫地平联合应用会增加尼莫地平的血浆浓度 2. 去甲替林 去甲替林与尼莫地平同时给药，尼莫地平的血药浓度会稍有减少，而去甲替林的血浆浓度不受影响

续表

临床使用要点	
相互作用	3. 降压药物 尼莫地平与降压药物合并应用时可能会增强降压效果（如利尿剂、β受体拮抗剂、ACE 抑制剂、A1-拮抗剂、其他钙拮抗剂、α- 肾上腺素阻滞剂、PDE5 抑制剂、α- 甲基多巴）如果这种合并治疗无法避免，则须对患者进行密切监测 4. 叠氮胸苷（齐多夫定） 试验猴同时应用抗 -HIV 的药物叠氮胸苷输液和尼莫地平注射液可导致叠氮胸苷的 AUC 显著升高，但其分布容积与清除率显著减低 5. 利福平 尼莫地平与利福平联合应用会显著降低尼莫地平的疗效，因此尼莫地平禁止与利福平联合应用 6. 抗癫痫药 尼莫地平与抗癫痫药苯巴比妥、苯妥英或卡马西平联合应用可显著降低尼莫地平的疗效，因此禁止联合应用 7. 西柚汁 西柚汁可抑制 CYP 3A4 系统，减少首过效应或清除率，故同时摄入西柚汁和尼莫地平可导致血药浓度增加，并延长尼莫地平的作用。服用西柚汁后，血压下降作用可能增强，此作用可持续至少 4 天。因此应用尼莫地平时应避免摄入西柚汁

盐酸法舒地尔注射液	
适应证	改善和预防蛛网膜下腔出血术后的脑血管痉挛及随之引起的脑缺血症状
用法用量	成人以盐酸法舒地尔计，每次将 30mg（1 支）用 50~100ml 的电解质溶液或葡萄糖溶液稀释，每日 2~3 次，每次约用 30min 静脉滴注。本品在蛛网膜下腔出血术后早期开始应用，一般用 2 周为宜或遵医嘱

续表

临床使用要点	
禁忌证	1. 出血患者：颅内出血 2. 可能发生颅内出血的患者：术中对出血的动脉瘤未能进行充分止血处置的患者 3. 低血压患者
常见不良反应	1. 出血倾向：包括颅内出血、消化道出血、肺出血、鼻出血和皮下出血等 2. 循环系统反应：可能出现低血压和面部潮红 3. 肝肾功能损害：肝功能异常：AST（GOT）、ALT（GPT）ALP、LDH 升高等；肾脏功能异常：BUN、肌酐升高、多尿等 4. 其他不良反应：头痛、头晕、恶心、呕吐、腹胀、皮疹、发热等
不良反应处理措施	1. 出血：在使用过程中需要密切监测患者的出血迹象和症状，一旦发现异常，应立即停药并采取适当的处理措施，如使用止血药物或进行手术干预 2. 低血压：在使用过程中应密切监测患者的血压变化，并调整给药速度和剂量以避免低血压的发生。如果出现严重低血压，应立即停药并给予对症治疗 3. 肝肾功能异常：在使用过程中应定期检测肝肾功能指标，若肝肾功能明显异常，应考虑减量或停药 4. 其他不良反应：这些反应通常较轻微，如果症状不严重，可以继续观察；如果症状加重或患者无法耐受，应停药并给予对症治疗
注意事项	1. 术前合并糖尿病的患者、术中在主干动脉有动脉硬化所见的患者、肝肾功能损害的患者、有严重意识障碍的患者、70 岁以上的老年患者及蛛网膜下腔出血合并重症脑血管障碍（烟雾病、巨大脑动脉瘤等）的患者需要慎重用药 2. 使用本品有颅出血的风险，应在发生紧急情况时可采取充分措施的医疗机构使用 3. 使用本品时，应充分观察临床症状及计算机断层摄影，若发现颅内出血，应立即停药并适当处置

续表

临床使用要点	
注意事项	4. 使用本品有时会出现低血压，故应注意血压变动，并注意给药速度等，应慎重用药 5. 本品以应用2周为目标，不得随意用药 6. 本品仅用于静脉滴注
相互作用	无与本项相关的报告
注射用甲磺酸法舒地尔	
适应证	预防和改善蛛网膜下腔出血术后的脑血管痉挛及其引起的脑缺血症状
用法用量	成人一日2~3次，一次1瓶（35mg），溶于50~100ml的0.9%氯化钠注射液或葡萄糖注射液中静脉滴注，每次滴注时间为30min。应在蛛网膜下腔出血术后早期开始给予本品，连用2周
禁忌证	1. 出血患者：颅内出血 2. 可能发生颅内出血的患者：术中对出血的动脉瘤未能进行充分止血处置的患者 3. 低血压患者（使用本剂有时会出现低血压） 4. 对本品中任何成分过敏的患者
常见不良反应、不良反应处理措施、注意事项	同盐酸法舒地尔注射液
相互作用	无与本项相关的报告

表 3-11　预防血管痉挛药的临床使用风险管理

临床使用要点	
注射用尼莫地平	
药学监护要点	1. 用药前应了解患者是否有低血压、心脏病、肝肾功能不全等病史，询问患者的用药史及过敏史，尤其是酒精过敏史 2. 用药期间需要密切监测患者的血压变化，应根据血压情况适当调整剂量；尼莫地平应单独输注，不应与其他药物混合使用，且输液管应使用聚乙烯材质，因其活性成分可被聚氯乙烯吸收；常见不良反应包括血压下降、心率加快、头晕、头痛、恶心、呕吐等，如出现严重不良反应，应立即停药并通知医生；尼莫地平与某些药物存在相互作用，如避免与 β 受体拮抗剂或其他钙拮抗剂合用等 3. 用药后应评估患者症状是否改善，观察有无迟发性不良反应
监测指标	密切监测血压、心率、心电图、肝功能、肾功能等
用药教育	1. 本品经静脉滴注给药，或在手术中经脑池滴注给药。滴注期间避免药液被阳光直射 2. 用药后可能出现恶心、胃肠道出血、头晕、头痛、嗜睡、血压明显降低、皮肤潮红、多汗、心跳过慢、热感、静脉炎等副作用，少量患者还可能出现肠梗阻、肝炎、血小板减少症等副作用 3. 用药期间若出现假性肠梗阻（可表现为腹胀、肠鸣音减弱），请立即告知医生，可能需要调整剂量 4. 用药期间如果坐躺后迅速起身，可能出现头晕或晕倒。应缓慢起身，爬楼梯时也应小心 5. 尼莫地平可能会导致头晕，尽量避免驾驶或操作机器 6. 若注射用尼莫地平的辅料中含有乙醇，需要预防双硫仑反应，该反应通常发生在与酒精同时摄入时，导致体内乙醛积累，出现面部潮红、头痛、恶心、呕吐等症状。因此，在使用含乙醇的本品时应避免与可能引起双硫仑反应的药物同时使用，尤其对有酒精过敏史的患者，应更加谨慎

续表

临床使用要点	
处方审核要点	1. 适应证：确保药物的使用符合患者的具体病情和诊断 2. 剂量和给药方式：注射用尼莫地平通常以每小时1mg尼莫地平给药。应避免快速滴注或推注，以免引起血压明显下降或其他不良反应 3. 禁忌证：对于严重肝功能损伤的患者、孕妇和哺乳期妇女禁用。低血压患者（收缩压＜100mmHg）、肝功能损伤患者应慎用 4. 药物相互作用：应避免与β受体拮抗剂或其他钙拮抗剂合用，避免增加心脏负担或导致血压过低 5. 不良反应监测：在给药过程中，应密切监测患者的血压和心率，必要时调整剂量或停药。若出现不良反应，如血压下降、心动过速或过缓、头晕、头痛等，应及时处理 6. 特殊人群用药：孕妇及哺乳期妇女不宜使用，儿童不推荐使用，老年患者和肝功能损伤患者需根据血压调整剂量 7. 储存和配制：注射用尼莫地平应避光保存，配制好的溶液应尽快使用，且不宜与其他药物混合输注
风险点	低血压、静脉炎、过敏反应、肝功能异常、光敏感性、药物相互作用、其他常见不良反应
风险点描述	1. 尼莫地平具有降低血压的作用，特别是在剂量较高或注射速度较快时，可能导致血压明显下降 2. 尼莫地平注射液对血管壁有一定的刺激性，可能引起静脉炎 3. 部分患者可能对尼莫地平过敏，表现为皮疹、皮肤瘙痒等 4. 尼莫地平在肝脏代谢，肝功能不全的患者药物代谢能力下降，可能导致药物在体内积累，增加不良反应的风险 5. 尼莫地平具有轻微的光敏感性，光照下可能分解，从而影响药效或增加副作用

续表

临床使用要点	
风险点描述	6. 尼莫地平可能与其他药物发生相互作用，如与其他钙拮抗剂、β受体拮抗剂或肾毒性药物合用时，需特别注意药物浓度的变化和潜在的副作用 7. 尼莫地平可能引起其他副作用，如头痛、头晕、恶心、心悸等 8. 对于以乙醇为辅料的注射用尼莫地平还需关注双硫仑反应，表现为眩晕、嗜睡、幻觉、全身潮红、头痛恶心、血压下降，甚至休克
风险控制措施	1. 使用尼莫地平时应密切监测血压，根据患者的血压情况调整剂量。对于血压不稳定的患者，建议从较低剂量开始，并在医生指导下逐渐增加剂量 2. 选择较粗的静脉进行注射，或考虑使用中心静脉导管。同时，避免长时间在同一部位注射，定期更换注射部位 3. 用药前询问患者的药物过敏史，在注射过程中密切观察患者反应，如出现过敏症状应立即停药并及时处理 4. 在使用尼莫地平时应定期监测肝功能，对于肝功能异常的患者应适当调整剂量 5. 尼莫地平注射液应避免阳光直射，使用避光注射器及输液管，或用不透光材料包裹输液装置 6. 避免不必要的药物联用，如必须联用，应在医生指导下进行，并密切监测患者反应 7. 密切观察患者用药后的反应，如出现严重不适，应及时就医 8. 以乙醇为辅料的注射用尼莫地平，避免与含有甲硫四氮唑侧链的药物如头孢哌酮、头孢孟多、头孢他啶、头孢曲松等头孢菌素类，以及甲硝唑、替硝唑、呋喃唑酮等药物联合应用，预防双硫仑样反应。出现双硫仑样反应时，应立即停药并给予对症治疗，如补液、利尿、促进乙醇代谢等

续表

临床使用要点	
尼莫地平片	
药学监护要点	1. 用药前 （1）了解患者病史，尤其是是否有低血压、脑血管疾病史等 （2）询问患者是否对尼莫地平或同类药物过敏 2. 用药期间 （1）血压监测：尼莫地平片可能导致血压降低，因此在治疗过程中需要定期监测血压，以防止低血压事件发生，特别是开始治疗或调整剂量时 （2）中枢神经系统监护：尼莫地平可能会影响中枢神经系统，监护患者是否有头痛、头晕、意识模糊等中枢神经系统症状。特别是用于治疗蛛网膜下腔出血时，需密切观察患者的神经系统状态 （3）肝功能监测：尼莫地平在肝脏中代谢，肝功能不全的患者可能需要调整剂量。治疗前和治疗期间应定期监测肝功能指标，如 ALT、AST 等 （4）药物相互作用：尼莫地平可能与其他药物发生相互作用，如其他降压药、抗癫痫药等，可能增强或减弱药效。在联合用药时，需注意调整剂量并密切监测患者的反应 （5）胃肠道反应：尼莫地平可能引起恶心、呕吐等胃肠道不适反应，应观察患者是否有此类症状，必要时可给予对症治疗 3. 用药后 （1）评估患者症状是否改善 （2）观察有无迟发性不良反应
监测指标	密切监测血压、心率、肝功能、肾功能等
用药教育	1. 尼莫地平口服时无需考虑进餐时间 2. 用药后可能出现热感、皮肤潮红、血压下降、心率加快、头晕、头痛、胃肠不适、无力、手脚水肿等副作用，少数患者还可能出现失眠、不安、激动、易怒、多汗、抑郁等副作用

续表

临床使用要点	
用药教育	3. 如果在用药过程中出现假性肠梗阻的症状，如腹痛、腹胀及腹部隆起，请及时就诊，可能需要调整剂量 4. 用药期间食用葡萄柚（西柚）会升高尼莫地平的血药浓度，增加发生副作用的风险。应避免食用葡萄柚（西柚）及其制品，如杨枝甘露 5. 尼莫地平可能会导致头晕，应尽量避免驾驶或操作机器 6. 用药期间若坐躺后迅速起身，可能出现头晕或晕倒。请缓慢起身，爬楼梯时也应小心
处方审核要点	1. 适应证：确保药物的使用符合患者的具体病情和诊断 2. 剂量和给药方式：尼莫地平片的剂量根据具体病情和治疗目的有所不同。例如，治疗老年性脑功能障碍时，每日剂量通常为 90mg，分 3 次服用。治疗蛛网膜下腔出血后的脑血管痉挛时，使用尼莫地平注射液治疗 5~14 天，继以尼莫地平片，每次 60mg（2 片），每日 6 次，服用 7 天。重要的是，尼莫地平片应整片吞服，与饭时无关 3. 禁忌证：对尼莫地平片成分过敏的患者禁用。此外，由于尼莫地平片经肝脏代谢，肝功能严重不良的患者禁用。低血压患者（收缩压＜100mmHg）、脑水肿及颅内压增高的患者应慎用 4. 药物相互作用：尼莫地平片可被 CYP 3A4 系统代谢，因此与抑制或诱导该系统的药物合用时需特别注意。例如，与红霉素、酮康唑等抑制剂合用可能增加尼莫地平的血药浓度，而与苯妥英、卡马西平等诱导剂合用可能降低其疗效。此外，应避免与 β 受体拮抗剂或其他钙拮抗剂合用 5. 不良反应监测：常见的不良反应包括血压下降、头晕、头痛、面部潮红、呕吐等。在开始使用尼莫地平片治疗后，应监测患者的血压和肝功能，以及观察是否有其他不良反应出现

续表

临床使用要点	
处方审核要点	6. 特殊人群用药：哺乳期妇女和孕妇应避免使用；老年患者和肝功能受损者可能需要调整剂量，以减少不良反应发生的风险；尚无儿童用药的安全性和有效性资料
风险点	低血压、肝功能损伤、颅内压增高和脑水肿、药物相互作用、不良反应
风险点描述	1. 尼莫地平片可能导致血压下降，特别是在剂量较大或与降压药合用时 2. 尼莫地平片经肝脏代谢，肝功能不全的患者使用时应谨慎 3. 尼莫地平可以扩张血管，增加脑血流量。在脑水肿和颅内压已经升高的患者中，血管的进一步扩张可能会导致更多的血液进入脑组织，加重脑水肿和颅内压升高 4. 尼莫地平片与其他钙离子拮抗剂或β受体拮抗剂合用时，可能增强药效或产生不良反应 5. 尼莫地平片可能引起头痛、面部潮红、胃肠道不适等不良反应
风险控制措施	1. 对于低血压患者或正在使用其他降压药物的患者，应密切监测血压变化，必要时调整剂量或停药 2. 定期监测肝功能 3. 对于颅内压升高和脑水肿的患者，使用时需谨慎，以避免病情加重 4. 应避免与其他钙离子拮抗剂或β受体拮抗剂合用 5. 在用药过程中如出现严重不适，应立即停药并就医
盐酸法舒地尔注射液	
药学监护要点	1. 用药前 了解患者病史，尤其是有无出血性疾病史、严重肝肾功能不全等；评估患者血压情况，对于低血压患者谨慎使用

续表

临床使用要点	
药学监护要点	2. 用药期间 （1）严格按照规定的用法用量进行给药，控制滴注速度，确保每次滴注时间约为 30min （2）密切观察患者生命体征，如血压、心率等，以及有无出血倾向、皮疹等不良反应 （3）在使用其他药物时，应注意可能的药物相互作用，如与抗凝药物、血小板聚集抑制剂等合用可能增加出血风险 （4）教育患者关于药物可能出现的不良反应，如头痛、面部潮红、胃肠道不适等，并告知其在出现不适时立即报告医护人员 3. 用药后 （1）继续观察患者不良反应的发生情况，如出血、低血压等是否缓解或加重 （2）复查相关指标，如肝肾功能等，评估药物对患者身体的影响
监测指标	密切监测血压、心率、心电图、血常规、凝血功能、肝功能、肾功能等
用药教育	1. 本品经静脉滴注给药，每次滴注时间约为 30min 2. 用药后可能出现低血压、面部潮红、贫血、多尿、腹胀、恶性、呕吐、发热、头痛、意识水平低、呼吸抑制、过敏（如皮疹）等副作用 3. 用药后还可能出现严重副作用，如出血（包括颅内出血、消化道出血、肺出血、鼻出血、皮下出血）、休克、麻痹性肠梗阻（可表现为严重便秘、腹胀）。如果出现上述症状，需停药 4. 用药期间需密切观察患者临床症状并进行 CT 检查。如果出现颅内出血，需立即停药并进行适当处理 5. 法舒地尔可能引起低血压，用药过程中需监测血压并注意控制滴注速度
处方审核要点	1. 适应证：确保药物的使用符合患者的具体病情和诊断

临床使用要点	
处方审核要点	2. 剂量和给药方式：成人通常剂量为每次 30mg，每日 2~3 次，以 50~100ml 的电解质溶液或葡萄糖注射液稀释后静脉滴注，每次滴注时间约为 30min 3. 用药持续时间：通常疗程为 2 周。避免长期使用以减少不良反应的风险 4. 药物相互作用：评估患者当前正在使用的其他药物，特别是可能影响血压或心血管系统的药物。盐酸法舒地尔可能会与其他药物发生相互作用，导致血压下降或增加出血风险 5. 禁忌证：严重的低血压、颅内出血或其他可能发生颅内出血性疾病等患者禁用 6. 不良反应监测：常见不良反应肝功能异常、低血压、头痛、眩晕等。在用药期间应密切监测患者的血压、血常规及肝肾功能等 7. 特殊人群用药：孕妇或可能妊娠的妇女，应权衡利弊慎重用药。哺乳期妇女用药时，应停止哺乳。尚无儿童用药的安全性和有效性资料。老年患者应用时应注意考虑肾功能情况减量
风险点	低血压、颅内出血、肝功能异常、过敏反应、肾功能损害
风险点描述	1. 盐酸法舒地尔可能会导致血压下降，特别是在高剂量或快速注射时 2. 由于其扩张血管的作用，盐酸法舒地尔可能增加颅内出血的风险 3. 盐酸法舒地尔可能会引起肝功能异常 4. 少数患者可能会出现过敏反应，如皮疹、瘙痒、呼吸困难等 5. 少见盐酸法舒地尔可能会引起肾功能损伤
风险控制措施	1. 使用过程中应密切监测血压。根据患者的血压情况调整剂量和注射速度。对有低血压风险的患者（如血容量不足）用药需特别谨慎

续表

临床使用要点	
风险控制措施	2. 在用药前进行详细地影像学检查（如 CT、MRI）以排除颅内出血或其他禁忌证。在用药过程中密切观察患者是否有颅内出血的迹象（如头痛加剧、意识改变） 3. 在用药前及用药期间定期监测肝功能指标 4. 如发现肝功能异常，应考虑减量或停药，并采取相应的治疗措施 5. 用药前详细询问患者的过敏史。在用药过程中密切观察患者是否有过敏反应的迹象，一旦出现，立即停药并给予相应的治疗 6. 在用药前及用药期间定期监测肾功能指标。对有肾功能不全病史的患者需谨慎使用，并调整剂量
注射用甲磺酸法舒地尔	
药学监护要点、监测指标、用药教育、处方审核要点、风险点、风险点描述、风险控制措施	同盐酸法舒地尔注射液

第六节　治疗脑卒中中成药的临床使用风险管理

治疗脑卒中的中成药种类多样，为便于查阅，本节主要整理了中风病中医临床诊疗指南或专家共识推荐的中成药，汇总如下，治疗脑卒中口服中成药的临床使用风险管理，见表3–12。治疗脑卒中中药注射剂的临床使用风险管理见表3–13。

表3–12　治疗脑卒中口服中成药的临床使用风险管理

临床使用要点	
通心络片/胶囊	
适应证	用于冠心病、心绞痛属心气虚乏、血瘀阻络证
用法用量	一次2~4片/粒，一日3次
禁忌证	1. 出血性疾患禁用 2. 孕妇及妇女经期禁用 3. 阴虚火旺型中风禁用
常见不良反应	恶心、呕吐、腹痛、腹胀、腹泻等胃肠道不适反应，以及皮疹、瘙痒、头晕等
不良反应处理措施	减少用药剂量或改为饭后服用可减轻消化道不良反应，若仍不耐受或发生过敏反应停药
注意事项	宜饭后服用
相互作用	不宜与含有藜芦、五灵脂的药品同用

续表

临床使用要点	
监护要点及监护指标	监护有无胃肠道不适或过敏反应发生；若长期用药，定期监测肝功能
脑安片	
适应证	用于气虚血瘀型中风病急性期或恢复期
用法用量	一次 2 片，一日 2 次
禁忌证	1. 出血性中风禁用 2. 孕妇禁用
常见不良反应	偶见头晕、胃肠道不适
不良反应处理措施	胃部不适者宜改为饭后服用
注意事项	中风病痰热证、风火上扰者慎用
相互作用	1. 不宜与含有藜芦、五灵脂的药品同用 2. 与抗凝药、溶栓药联用会增强抗凝、溶栓作用
监护要点及监护指标	与抗凝药、溶栓药联用时需监测凝血指标
脑脉泰胶囊	
适应证	用于中风气虚血瘀、风痰瘀血闭阻脉络证
用法用量	一次 2 粒，一日 3 次
禁忌证	孕妇禁用
常见不良反应	尚不明确
不良反应处理措施	—

续表

临床使用要点	
注意事项	服药期间忌辛辣、油腻食物；夹有感冒发热、目赤、咽痛等火热症者慎用
相互作用	与华法林联用可能导致华法林血药浓度增加，药效增强
监护要点及监护指标	与华法林联用时需监测 INR
脑心通片 / 胶囊	
适应证	用于气虚血滞、脉络瘀阻型脑梗塞、冠心病、心绞痛
用法用量	一次 2~4 片 / 粒，一日 3 次
禁忌证	孕妇禁用
常见不良反应	恶心、呕吐、腹胀、腹痛、腹泻、腹部不适、便秘、口干、头晕、头痛、皮疹、瘙痒、心悸等
不良反应处理措施	少数患者用药过程中出现轻度胃肠道反应，可饭后服药或服用胃黏膜保护剂；个别患者出现皮肤瘙痒、脱皮、丘疹、心烦、头闷等不适，建议停药
注意事项	饭后服用，脾胃虚弱者慎用；有出血倾向、月经期妇女或使用抗凝、抗血小板治疗的患者慎用
相互作用	1. 不宜与含有藜芦的药品同用 2. 与抗凝药、溶栓药联用会增强抗凝、溶栓作用，增加出血风险
监护要点及监护指标	与双联、三联抗血小板药物合用应动态监测相关凝血指标
芪参通络胶囊	
适应证	用于缺血性中风病中经络恢复期属气虚血瘀证者

续表

临床使用要点	
用法用量	一次 3 粒，一日 3 次
禁忌证	孕妇禁用
常见不良反应	偶见轻度恶心、胃部不适
不良反应处理措施	饭后服用可减轻胃肠道反应
注意事项	产妇慎用
相互作用	不宜与含有藜芦的药品同用
监护要点及监护指标	监测有无胃肠道不适或过敏反应发生
消栓肠溶胶囊	
适应证	用于气虚血瘀型中风病
用法用量	一次 2 粒，一日 3 次
禁忌证	孕妇禁用
常见不良反应	一过性胃肠道反应、肝功能轻度异常、血小板轻度减少
不良反应处理措施	一般症状较轻，可继续服药观察
注意事项	饭前半小时服用；阴虚阳亢及出血性倾向者慎用
相互作用	1. 不宜与含有藜芦的药品同用 2. 与抗凝药、溶栓药联用会增强抗凝、溶栓作用
监护要点及监护指标	与抗凝药、溶栓药联用时需监测凝血指标

临床使用要点	
培元通脑胶囊	
适应证	用于缺血性中风病中经络恢复期属肾元亏虚，瘀血阻络证者
用法用量	一次 3 粒，一日 3 次
禁忌证	孕妇禁用
常见不良反应	恶心、嗜睡、乏力
不良反应处理措施	个别患者用药后出现恶心，一般不影响继续服药；偶见嗜睡、乏力，继续服药能自行缓解
注意事项	用药期间忌辛辣、油腻，禁烟酒；启封取药后及时拧紧瓶盖，密封贮藏
相互作用	不宜与含有藜芦、海藻、大戟、甘遂、芫花的药品同用
监护要点及监护指标	若长期用药，定期监测肝功能
丹灯通脑片 / 滴丸	
适应证	用于瘀血阻络所致的中风中经络证
用法用量	片剂：一次 4 片，一日 3 次；滴丸剂：一次 1 袋，一日 3 次
禁忌证	1. 脑出血急性期禁用 2. 孕妇禁用
常见不良反应	偶见胃部不适

续表

临床使用要点	
不良反应处理措施	饭后服用可减轻胃肠道反应
注意事项	胃病患者宜饭后服用；服药期间忌辛辣、刺激性食物
相互作用	1. 不宜与含有藜芦的药品同用 2. 与华法林联用可能导致华法林血药浓度增加
监护要点及监护指标	与华法林联用时需监测 INR
灯盏生脉胶囊	
适应证	用于气阴两虚，瘀阻脑络引起的胸痹心痛、中风后遗症
用法用量	一次 2 粒，一日 3 次。巩固疗效或预防复发，一次 1 粒，一日 3 次
禁忌证	脑出血急性期禁用
常见不良反应	偶见口干、恶心、腹胀、腹泻等胃肠道反应，以及皮疹、瘙痒、头晕、心悸等
不良反应处理措施	服用时若出现胃肠道反应，可在饭后 30min 内服用；若发生过敏反应停药
注意事项	不可将胶囊壳去除后服用内容物
相互作用	不宜与含有藜芦、五灵脂的药品同用
监护要点及监护指标	监护有无胃肠道不适或过敏反应发生
龙血通络胶囊	
适应证	用于中风病中经络恢复期血瘀证

续表

临床使用要点	
用法用量	一次 2 粒，一日 3 次
禁忌证	1. 妊娠及哺乳期妇女禁用 2. 肝肾功能异常者禁用 3. 有活动性消化道溃疡及出血倾向者禁用
常见不良反应	偶见胃胀痛、腹痛、腹泻等胃肠道不适症状，少数患者用药后可出现肝肾功能指标的异常升高
不良反应处理措施	轻微胃肠道不适可继续服药观察，若出现明显腹痛、腹泻，肝肾功能异常或白细胞总数升高应停药并及时复查
注意事项	有胃肠疾病或合并出血性疾病者慎用
相互作用	尚无本品与其他药物相互作用的信息
监护要点及监护指标	用药期间定期检查肝肾功能；若出现腹胀、恶心、腹痛等胃肠不适也应及时检查肝功能
三七通舒胶囊	
适应证	用于血瘀型心脑血管栓塞性疾病
用法用量	一次 1 粒，一日 3 次
禁忌证	1. 孕妇禁用 2. 出血性中风在出血期间禁用
常见不良反应	偶见恶心、头痛、头晕
不良反应处理措施	若症状轻微可继续服药观察，若症状严重应停药并及时复查
注意事项	有出血倾向及有凝血功能障碍者慎用；过敏体质者、肝肾功能异常者慎用

续表

临床使用要点	
相互作用	尚无本品与其他药物相互作用的信息
监护要点及监护指标	监测相关凝血指标；定期监测肝功能
血塞通软胶囊	
适应证	用于中风病中经络恢复期或冠心病、心绞痛属血瘀证者
用法用量	一次 2 粒，一日 2 次
禁忌证	孕妇禁用；对人参及三七过敏者禁用；出血性疾病急性期禁用
常见不良反应	少数患者服药后可出现轻度恶心、胃胀
不良反应处理措施	若症状轻微可继续服药观察，若症状严重应停药并及时复查
注意事项	有出血倾向及有凝血功能障碍者慎用；过敏体质者、肝肾功能异常者慎用
相互作用	尚无本品与其他药物相互作用的信息
监护要点及监护指标	若长期使用，注意监测有无胃肠系统、皮肤及神经系统等不良反应发生；定期监测肝功能及凝血指标
血栓通胶囊	
适应证	用于脑络瘀阻引起的中风偏瘫，心脉瘀阻引起的胸痹心痛
用法用量	一次 1~2 粒，一日 3 次
禁忌证	对本品及所含成分过敏者禁用

续表

临床使用要点	
常见不良反应	口干、恶心、呕吐、腹痛、腹胀、腹部不适、腹泻、皮疹、瘙痒、皮肤潮红、头晕、头痛、胸闷、心悸、喉头水肿、肝功能指标异常升高等
不良反应处理措施	若消化道反应症状轻微可继续服药观察，若症状严重或出现过敏反应、肝功能指标异常应停药并及时复查
注意事项	孕妇、月经期妇女、过敏体质及有出血倾向者慎用；肝功能不全者慎用
相互作用	尚无本品与其他药物相互作用的信息
监护要点及监护指标	定期监测肝功能及凝血指标

豨莶通栓胶囊	
适应证	用于风痰痹阻脉络型缺血性中风
用法用量	一次 3 粒，一日 3 次
禁忌证	1. 有出血倾向及凝血功能障碍病史者禁用 2. 孕妇禁用 3. 出血性中风禁用
常见不良反应	极个别病例可能出现嗜睡、面部发热、头痛等症状
不良反应处理措施	一般继续用药症状可逐渐消失，若症状严重则停止用药
注意事项	运动员慎用
相互作用	不宜与含有川乌、草乌的药品同用
监护要点及监护指标	监测凝血指标

续表

临床使用要点	
银杏叶片	
适应证	用于瘀血阻络引起的中风或胸痹心痛
用法用量	[规格1（19.2mg：4.8mg）]一次1片，一日3次 [规格2（9.6mg：2.4mg）]一次2片，一日3次
禁忌证	对本品及所含成分过敏者禁用
常见不良反应	恶心、呕吐、口干、腹胀、腹痛、腹部不适、头晕、头痛、皮疹、瘙痒、胸闷、心悸、乏力等
不良反应处理措施	若消化道反应症状轻微可继续服药观察，若症状严重或出现皮疹、瘙痒、心悸、胸闷等立即停药
注意事项	心力衰竭者、孕妇及过敏体质者慎用；含有银杏叶的制剂可能增加出血的风险，围手术期时应由医生评估后使用
相互作用	与抗血小板药物、抗凝药物如氯吡格雷、阿司匹林、华法林等联用可增加出血风险
监护要点及监护指标	有出血倾向或与抗凝药、抗血小板药合用时，应注意监测有无出血，动态监测凝血指标
脑栓通胶囊	
适应证	用于风痰瘀血痹阻脉络引起的缺血性中风病中经络急性期和恢复期
用法用量	一次1粒，一日3次
禁忌证	孕妇禁用
常见不良反应	偶见胃脘部嘈杂不适感、便秘等

续表

临床使用要点	
不良反应处理措施	饭后服用可减轻胃肠道反应
注意事项	产妇慎用
相互作用	不宜与含有丁香的药品同用
监护要点及监护指标	监护有无胃肠道不适或过敏反应发生
华佗再造丸	
适应证	用于痰瘀阻络之中风恢复期和后遗症
用法用量	一次4~8g，一日2~3次，重症一次8~16g
禁忌证	1. 孕妇禁用 2. 脑出血急性期禁用
常见不良反应	恶心、呕吐、腹痛、腹胀、腹泻、便秘、口干、口苦、胃灼热、反酸、头晕、头痛、胸闷、心悸、皮疹、瘙痒、发热、肢体麻木、舌麻木、呼吸急促、肝肾功能异常等
不良反应处理措施	服用期间如有燥热感，可用白菊花蜜糖水送服，或减半服用，必要时暂停服用1~2天；若不良反应症状明显应立即停药并及时复查
注意事项	不宜超量、长期用药；中风痰热壅盛者不宜使用；肝肾功能异常者慎用
相互作用	尚无本品与其他药物相互作用的信息
监护要点及监护指标	监测肝肾功能

续表

临床使用要点	
安宫牛黄丸	
适应证	用于热病、邪入心包、高热惊厥、神昏谵语、中风昏迷等
用法用量	口服。一次1丸，一日1次；小儿三岁以内一次1/4丸，四岁至六岁一次1/2丸，一日1次，或遵医嘱
禁忌证	本品适用于热闭神昏，寒闭神昏不得使用
常见不良反应	有报道服药后体温过低，亦有个别患者出现过敏反应
不良反应处理措施	如发生过敏反应停药
注意事项	不宜过量、久服，肝肾功能不全者慎用；高热神昏，中风昏迷等口服本品困难者，可鼻饲给药；孕妇慎用
相互作用	1. 不宜与含有川乌、草乌的药品同用 2. 本品含朱砂，不宜与溴化物、碘化物同用
监护要点及监护指标	服药期间注意监测肝肾功能
脑血疏口服液	
适应证	用于气虚血瘀所致中风
用法用量	口服。一次10ml（1支），一日3次，30日为一疗程
禁忌证	孕妇禁用
常见不良反应	恶心、呕吐、腹泻、皮疹等

续表

临床使用要点	
不良反应处理措施	服用时若出现胃肠道反应，可在饭后 30min 内服用；如发生过敏反应停药
注意事项	有再出血倾向的患者慎用
相互作用	尚无本品与其他药物相互作用的信息
监护要点及监护指标	监护有无出血倾向
牛黄清心丸	
适应证	用于风痰阻窍所致中风病
用法用量	口服。一次 1 丸；一日 1 次
禁忌证	尚不明确
常见不良反应	尚不明确
不良反应处理措施	—
注意事项	本品含有朱砂、雄黄，不宜过量、久服，肝肾功能不全者慎用；孕妇慎用
相互作用	1. 不宜与含有川乌、草乌、藜芦的药品同用 2. 本品含朱砂，不宜与溴化物、碘化物同用
监护要点及监护指标	监测肝肾功能
苏合香丸	
适应证	用于痰迷心窍所致中风病
用法用量	口服。一次 1 丸，一日 1~2 次

续表

临床使用要点	
禁忌证	孕妇禁用
常见不良反应	尚不明确
不良反应处理措施	—
注意事项	热病、阳闭、脱证不宜使用；昏迷口服困难者，宜鼻饲给药；运动员慎用
相互作用	1. 不宜与含有川乌、草乌、郁金的药品同用 2. 本品含朱砂，不宜与溴化物、碘化物同用
监护要点及监护指标	监测肝肾功能

表 3-13　治疗脑卒中中药注射剂的临床使用风险管理

临床使用要点	
清开灵注射液	
适应证	用于热病、神昏、中风偏瘫、神志不清
用法用量	肌内注射：一日 2~4ml（一日 1~2 支）。重症患者静脉滴注：一日 20~40ml。不同厂家生产的药品，溶媒选择存在差异，具体参照说明书选择溶媒
禁忌证	1. 对本品或胆酸、珍珠母（粉）、猪去氧胆酸、栀子、水牛角（粉）、板蓝根、黄芩苷、金银花制剂及成分中所列辅料过敏或有严重不良反应病史者禁用 2. 新生儿、婴幼儿、孕妇禁用 3. 过敏体质者、有家族过敏史者禁用 4. 有低钾血症包括与低钾血相关的周期性麻痹病史者禁用

续表

临床使用要点	
常见不良反应	皮疹、寒战、发热、疼痛、乏力、多汗、水肿、颤抖、鼻塞、喷嚏、流涕、咽喉不适、咳嗽、心悸、胸闷、胸痛、紫绀、血压下降或升高、恶心、呕吐、腹胀、腹痛、腹泻、眩晕、头痛、烦躁、抽搐、惊厥、嗜睡、失眠、局部肿胀、耳鸣、疱疹、低血钾症、血尿等
不良反应处理措施	停止给药，对症处理
注意事项	1. 不得超剂量、过快滴注和长期连续用药 2. 静脉滴注时，必须稀释后使用，应现用现配，并在 4 小时内用完 3. 滴注速度：注意滴速勿快，儿童以 20~40 滴 / 分钟为宜，成人以 40~60 滴 / 分钟为宜 4. 本品只适用于温邪入里所致的高热证候者。有表证恶寒发热、药物过敏史、脾胃虚弱者慎用 5. 禁止使用静脉推注的方式给药 6. 避免空腹用药 7. 应从低剂量开始用药，缓慢滴注，1 个疗程不宜大于 2 周，不宜长期用药。对长期使用的每疗程间要有一定的时间间隔 8. 严禁混合配伍，谨慎联合用药
相互作用	1. 本品含有水牛角，不宜与含有川乌、草乌的药品同用 2. 不能与硫酸庆大霉素，青霉素 G 钾、青霉素 G、肾上腺素、阿拉明、乳糖酸红霉素、多巴胺，硫酸镁注射液、山梗菜碱、硫酸美芬丁胺等药物配伍使用
监护要点及监护指标	1. 用药前应仔细询问患者用药史和过敏史。虚寒体质者、使用洋地黄治疗者、严重心脏病患者、肝肾功能异常者应慎用并加强监测 2. 用药过程中，密切观察用药反应，特别是开始 30min，如发现异常，立即停药

续表

临床使用要点	
监护要点及监护指标	3. 注意监测血钾，低钾血症禁用 4. 注意监测血压、心率 5. 避免空腹用药，减少胃肠道不良反应
醒脑静注射液	
适应证	用于气血逆乱，脑脉瘀阻所致中风
用法用量	肌肉注射，一次 2~4ml，一日 1~2 次。静脉滴注一次 10~20ml，用 5%~10% 葡萄糖注射液或氯化钠注射液 250~500ml 稀释后滴注
禁忌证	1. 对本品或含有麝香（或人工麝香）、郁金、冰片、栀子制剂及成分中所列辅料过敏或严重不良反应病史者禁用 2. 本品含芳香走窜药物，孕妇禁用
常见不良反应	胸闷、发绀、皮疹、面部潮红、局部肿胀、寒战、发热、四肢麻木、头疼、头晕、烦躁、意识不清、心悸、恶心、呕吐、腹痛等
不良反应处理措施	发现皮疹应立即停药；出现胃肠道反应、胸闷气短可减慢滴速或停药即可缓解，必要时对症治疗
注意事项	1. 本品为芳香性药物，开启后应立即使用，防止挥发 2. 目前尚无儿童应用本品的系统研究资料，不建议儿童使用 3. 不得超剂量、过快滴注或长期连续用药 4. 严禁混合配伍，谨慎联合用药
相互作用	1. 本品含有郁金，不宜与含有丁香的药品同用 2. 醒脑静与阿托品、去甲肾上腺素、间羟胺、肾上腺素、山莨菪碱等存在配伍禁忌
监护要点及监护指标	1. 用药前应仔细询问患者用药史和过敏史。过敏体质者、肝肾功能异常者应慎重使用并加强监测

续表

临床使用要点	
监护要点及监护指标	2. 用药过程中，密切观察用药反应，特别是开始30min，如发现异常，立即停药 3. 使用过程中加强肝功能监测
丹红注射液	
适应证	用于瘀血闭阻所致的胸痹及中风
用法用量	1. 肌内注射，一次2~4ml，一日1~2次；静脉注射，一次4ml，加入50%葡萄糖注射液20ml稀释后缓慢注射，一日1~2次 2. 静脉滴注，一次20~40ml，加入5%葡萄糖注射液100~500ml稀释后缓慢滴注，一日1~2次；伴有糖尿病等特殊情况时，改用0.9%的氯化钠注射液稀释后使用
禁忌证	1. 对本品过敏者或有严重不良反应病史者禁用 2. 有出血倾向者禁用 3. 孕妇及哺乳期妇女禁用
常见不良反应	面部潮红、皮疹、喉头水肿、呼吸困难、心悸、紫绀、血压下降、寒战、高热、胸闷、心悸、血压升高、恶心、呕吐、腹痛、腹泻、头晕、头痛、抽搐、昏迷等
不良反应处理措施	停止给药，对症处理
注意事项	1. 月经期妇女忌用 2. 药品与稀释液配药后，应坚持即配即用，不宜长时间放置 3. 不得超剂量、过快滴注或长期连续用药 4. 严禁混合配伍，谨慎联合用药
相互作用	1. 使用本品时不宜再合并用其他活血化瘀注射剂 2. 与抗凝药或抗血小板药等同时使用可能增加出血风险 3. 本品含有丹参，不宜与含有藜芦的药品同用

续表

临床使用要点	
监护要点及监护指标	1. 用药过程中应缓慢滴注，密切观察用药反应，特别是开始 30min，如发现异常，立即停药。老年患者用药应加强临床监护 2. 监护有无出血倾向 3. 监测肝生化指标
注射用丹参多酚酸	
适应证	用于中风病中经络（轻中度脑梗死）恢复期瘀血阻络证
用法用量	静脉滴注。不同厂家生产的药品，用量、溶媒选择均存在差异，具体参照说明书中的用法用量
禁忌证	1. 对本品或丹参类药物有过敏史或严重不良反应史者禁用 2. 孕妇、产妇及哺乳期妇女禁用，有生育需求的女性孕前半年慎用
常见不良反应	寒战、发热、局部皮疹、出汗、疼痛、呼吸困难、血压异常升高或下降、心律异常、头晕、头痛、失眠、抽搐、烦躁、麻木、感觉减退、恶心、呕吐、胃部不适、腹胀、腹泻、静脉炎等
不良反应处理措施	停止给药，对症处理
注意事项	1. 癫痫患者或正在服用抗癫痫药物者慎用 2. 疗程 14 天 3. 用药期间需严格控制滴速，不高于 40 滴 / 分钟 4. 药品的稀释应严格按要求配制，配药后立即使用 5. 本品应单独使用，禁止与其他注射剂混合滴注
相互作用	1. 本品与他汀类药物联合使用时，存在丙氨酸氨基转移酶异常升高的风险，谨慎与他汀类联合用药，并在用药期间密切监测肝功能

续表

临床使用要点	
相互作用	2. 本品与一种或多种抗血小板聚集药物，或与调脂药物联合使用时可能出现血小板计数降低，应密切监测血小板水平和凝血功能 3. 本品含有丹参，不宜与含有藜芦的药品同用
监护要点及监护指标	1. 注意监护有无出血倾向 2. 用药期间应定期复查血小板计数、血红蛋白、肝功能、肾功能、心功能等 3. 注意监测血压、心率 4. 用药过程中，密切观察用药反应，特别是开始30min，如发现异常，立即停药
血塞通注射液	
适应证	用于中风偏瘫，瘀血阻络证
用法用量	肌内注射：一次0.1g，一日1~2次； 静脉注射：一次0.2~0.4g，用5%~10%葡萄糖注射液250~500ml稀释后缓慢滴注，一日1次
禁忌证	1. 人参和三七过敏者禁用 2. 对本品过敏者禁用 3. 出血性疾病急性期禁用 4. 儿童禁用
常见不良反应	个别患者出现咽干、头昏、心慌和皮疹，停药后均能恢复正常。偶见过敏性反应
不良反应处理措施	停止给药，并对症处理
注意事项	1. 有出血倾向者、孕妇、月经期妇女慎用 2. 糖尿病患者可用0.9%氯化钠注射液代替葡萄糖注射液稀释后使用 3.15日为一疗程，停药1~3日后可进行第二疗程 4. 不得超剂量、过快滴注或长期连续用药

续表

临床使用要点	
相互作用	尚无本品与其他药物相互作用的信息
监护要点及监护指标	1. 用药期间监护有无出血倾向 2. 用药过程中，密切观察用药反应，特别是开始30min，如发现异常，立即停药
注射用血塞通（冻干）	
适应证	用于中风偏瘫、瘀血阻络及脑血管疾病后遗症、胸痹心痛，视网膜中央静脉阻塞属瘀血阻滞证者
用法用量	静脉滴注：一日1次，一次200~400mg（1~2支），以5%或10%葡萄糖注射液250~500ml稀释后缓慢滴注；静脉滴注：一日1次，一次200mg（1支），以25%或50%葡萄糖注射液40~60ml稀释后缓慢滴注；糖尿病患者可用氯化钠注射液代替葡萄糖注射液稀释后使用
禁忌证	人参和三七过敏者、对本品过敏者、出血性疾病急性期患者及儿童禁用
常见不良反应	发热、寒战、过敏样反应、胸闷、呼吸困难、哮喘、喉头水肿、皮疹、心动过速、头晕、头痛、抽搐、震颤、恶心、呕吐、紫绀、血压异常、血尿、肝功能异常等
不良反应处理措施	停止给药，对症处理
注意事项	1. 连续给药不超过15天，停药1~3天后可进行第二疗程 2. 用药期间勿从事驾驶及高空作业等 3. 有出血迹象者慎用；孕妇、月经期妇女慎用；过敏体质者、肝肾功能异常者、初次使用中药注射剂的患者应谨慎使用，加强监测 4. 不得超剂量、过快滴注或长期连续用药

续表

临床使用要点	
相互作用	尚无本品与其他药物相互作用的信息
监护要点及监护指标	1. 用药期间监护有无血尿等其他出血倾向 2. 注意监测肝功能指标 3. 注意监测血压、心率 4. 用药过程中，密切观察用药反应，特别是开始30min，如发现异常，立即停药
血栓通注射液	
适应证	用于视网膜中央静脉阻塞、脑血管病后遗症、内眼病、眼前房出血等
用法用量	静脉注射：一次2~5ml，以氯化钠注射液20~40ml稀释后使用，一日1~2次。静脉滴注：一次2~5ml，用10%葡萄糖注射液250~500ml稀释后使用，一日1~2次。肌内注射：一次2~5ml，一日1~2次。理疗：一次2ml，加注射用水3ml，从负极导入
禁忌证	人参和三七过敏者、对本品过敏者、出血性疾病急性期患者及儿童禁用
常见不良反应	发热、寒战、过敏样反应、胸闷、呼吸困难、哮喘、喉头水肿、皮疹、瘙痒、心悸、头晕、头痛、抽搐、恶心、呕吐、紫绀、潮红、血压异常、血尿、肝功能异常、注射部位出现红肿、疼痛明显，有烧灼感，皮肤颜色变紫，声音嘶哑等现象
不良反应处理措施	停止给药，对症处理
注意事项	1. 有出血倾向者慎用；孕妇、月经期妇女，过敏体质者、肝肾功能异常者、初次使用中药注射剂的患者应谨慎使用，加强监测 2. 本品应单独使用，严禁与其他药品混合使用 3. 不得超剂量、过快滴注或长期连续用药
相互作用	与降纤酶联合应用时，患者可能出现皮下出血点

续表

临床使用要点	
监护要点及监护指标	1. 用药期间应加强监护凝血时间、纤维蛋白原、血小板、肝功能等指标 2. 注意监测血压、心率 3. 用药过程中，密切观察用药反应，特别是开始30min，如发现异常，立即停药
注射用血栓通（冻干）	
适应证	用于瘀血阻络，中风偏瘫，胸痹心痛及视网膜中央静脉阻塞症
用法用量	1. 静脉注射：一次150mg，用氯化钠注射液30~40ml稀释。一日1~2次，或遵医嘱 2. 静脉滴注：一次250~500mg，用5%或10%葡萄糖注射液或氯化钠注射液250~500ml稀释。一日1次，或遵医嘱 3. 肌内注射：一次150mg，用注射用水稀释至40mg/ml。一日1~2次，或遵医嘱 4. 理疗：一次100mg，加注射用水3ml，从负极导入
禁忌证	人参和三七过敏者、对本品过敏者、出血性疾病急性期患者及儿童禁用
常见不良反应	发热、寒战、过敏样反应、心悸、胸闷、呼吸困难、哮喘、皮疹、瘙痒、剥脱性皮炎、头晕、头痛、恶心、呕吐等
不良反应处理措施	停止给药，对症处理
注意事项	1. 溶媒应选用5%葡萄糖注射液。注射用血栓通配伍稳定性研究显示，本品与5%葡萄糖注射液配伍后6小时内，未见不溶性微粒聚集，相对稳定；本品与氯化钠注射液配伍4小时后有不溶性微粒逐渐聚集、粒径增大的趋势；本品与10%葡萄糖注射液配伍时，渗透压明显高于人体的正常承受范围，在临床上存在较大风险，应加强监测

续表

临床使用要点	
注意事项	2. 连续给药不得超过 15 日，停药 1~3 日后可进行第二疗程 3. 本品应单独使用，严禁与其他药品混合使用 4. 不得超剂量、过快滴注或长期连续用药
相互作用	尚无本品与其他药物相互作用的信息
监护要点及监护指标	1. 用药过程中应密切观察用药反应，特别是开始 30min，如发现异常，立即停药 2. 用药期间监护有无血尿等其他出血倾向 3. 注意监测肝功能指标
苦碟子注射液	
适应证	用于瘀血闭阻的胸痹，亦可用于脑梗塞者
用法用量	静脉滴注，一次 10~40ml，一日 1 次；用 5% 葡萄糖溶液或 0.9% 氯化钠注射液稀释至 250~500ml 后应用
禁忌证	1. 对含有抱茎苦荬菜制剂过敏或有严重不良反应病史者禁用，过敏体质者禁用 2. 严重肝肾损害、心衰及其他严重器质性病患者禁用 3. 近期有出血或出血倾向者禁用 4. 婴幼儿、孕妇禁用
常见不良反应	过敏反应、心悸、胸闷、心慌、皮疹、皮肤瘙痒、胃脘部不适、腹痛、面部潮红、头痛、头昏、黑大便、大便潜血阳性、皮肤紫斑、肝功能异常、巩膜黄染等
不良反应处理措施	停止给药，对症处理
注意事项	1. 14 天为一疗程 2. 静脉滴注时滴速以 40~60 滴 / 分钟为宜。高龄患者滴速不超过 40 滴 / 分钟

续表

临床使用要点	
注意事项	3. 脾胃虚寒、阴虚阳亢者不宜使用 4. 不得超剂量、超浓度、过快滴注和长期连续用药 5. 本品应单独使用，禁忌与其他药品混合使用
相互作用	与抗凝药或抗血小板药同用时，应加强出血风险评估及监测
监护要点及监护指标	1. 监护有无出血倾向 2. 监测肝功能、肾功能、便潜血等指标 3. 用药过程中，密切观察用药反应，特别是开始30min，如发现异常，立即停药
灯盏细辛注射液	
适应证	用于瘀血阻滞型中风病
用法用量	1. 静脉滴注，一次20~40ml，一日1~2次，用0.9%氯化钠注射液250~500ml稀释 2. 肌内注射，一次4ml，一日2~3次
禁忌证	1. 对含有灯盏细辛的制剂、灯盏花素制剂、野黄芩苷或咖啡酸酯过敏或有严重不良反应病史者禁用 2. 活动性出血患者（如消化道出血、脑出血）禁用 3. 新生儿、婴幼儿、孕妇、月经期患者禁用
常见不良反应	潮红、皮肤瘙痒、皮疹、呼吸困难、心悸、血压下降、寒战、发热、乏力、多汗、恶心、呕吐、胸闷、头晕、头痛
不良反应处理措施	停止给药，对症处理
注意事项	1. 与抗凝药或抗血小板药等可能增加出血风险的药物同时使用时应加强监测 2. 按照药品说明书推荐剂量、调配要求使用药品，即配即用（药液稀释后必须在4小时内使用）

续表

临床使用要点	
注意事项	3. 不可超剂量、过快滴注和长期连续用药 4. 严禁混合配伍，谨慎联合用药
相互作用	1. 本品在酸性条件下，其酚类成分可能游离析出，故静脉滴注时不宜和其他酸性较强的药物合用 2. 禁止与喹诺酮类、西汀类、替汀类、脑蛋白水解物、维生素 C 类以及含镁、锌、铝等的药物混合使用
监护要点及监护指标	1. 用药期间注意监测肝功能指标 2. 监护有无出血倾向 3. 监测血压、心率 4. 用药过程中，应密切观察用药反应，特别是开始 30min，如发现异常，立即停药
灯盏花素注射液	
适应证	用于中风后遗症，冠心病，心绞痛
用法用量	1. 肌内注射，一次 5mg，一日 2 次 2. 静脉滴注，一次 10~20mg，用 500ml 10% 葡萄糖注射液稀释后使用，一日 1 次
禁忌证	1. 对本品或含有灯盏花素制剂及成分中所列辅料过敏或有严重不良反应病史者禁用 2. 脑出血急性期或有出血倾向的患者禁用 3. 新生儿、婴幼儿、孕妇禁用
常见不良反应	潮红、皮肤瘙痒、皮疹、呼吸困难、心悸、紫绀、喉头水肿、血压异常下降、寒战、发热、乏力、多汗、疼痛、咳嗽、心悸、胸闷、头晕、头痛、抽搐、恶心、呕吐、腹痛、腹泻、静脉炎、血尿等
不良反应处理措施	停止给药，对症处理

续表

临床使用要点	
注意事项	1. 静脉滴注时应严格控制滴注速度和用药剂量。建议滴速小于 40 滴 / 分钟，一般控制在 15~30 滴 / 分钟 2. 临床用药时，从低剂量开始，缓慢滴注，1 个疗程不宜大于 2 周，长期使用时在每疗程间要有时间间隔 3. 本品与 pH 值低于 4.2 的溶液使用时，可使药物析出，故不得使用 pH 值低于 4.2 的溶液稀释 4. 除用 10% 葡萄糖注射液稀释使用外，还可用 0.9% 氯化钠注射液配伍使用，且应现配现用 5. 严禁混合配伍，谨慎联合用药
相互作用	本品与 pH 值低于 4.2 的溶液使用时，可使药物析出，故不得使用 pH 值低于 4.2 的溶液稀释。静脉滴注时出现药液浑浊或有药物结晶时请勿继续使用
监护要点及监护指标	1. 与抗凝药或抗血小板药等可能增加出血风险的药物同时使用时应加强监测 2. 用药期间注意监测肝脏生化指标 3. 过敏体质者、肝肾功能异常者、凝血机制或血小板功能障碍者、初次使用中药注射剂的患者应慎重使用，加强监测和临床监护
注射用灯盏花素	
适应证	用于血瘀证，中风及其后遗症
用法用量	1. 肌内注射，一次 5~10mg，一日 2 次。临用前，用注射用水 2ml 溶解后使用 2. 静脉注射，一次 20~50mg，一日 1 次。不同厂家生产的药品，溶媒选择存在差异，具体参照说明书选择溶媒
禁忌证	1. 对本品或含有灯盏花素制剂及成分中所列辅料过敏或有严重不良反应病史者禁用 2. 脑出血急性期或有出血倾向的患者禁用 3. 新生儿、婴幼儿禁用 4. 孕妇禁用

临床使用要点	
常见不良反应	潮红、皮肤瘙痒、皮疹、呼吸困难、心悸、紫绀、喉头水肿、血压异常下降、寒战、发热、乏力、多汗、疼痛、咳嗽、心悸、胸闷、头晕、头痛、抽搐、恶心、呕吐、腹痛、腹泻、肝脏生化指标异常（如转氨酶上升）、消化道出血、静脉炎、血尿等
不良反应处理措施	停止给药，对症处理
注意事项	1. 静脉滴注时应严格控制滴注速度和用药剂量。建议滴速小于 40 滴 / 分钟，一般控制在 15~30 滴 / 分钟 2. 禁止使用静脉推注的方法给药 3. 与抗凝药或抗血小板药等可能增加出血风险的药物同时使用时应加强监测 4. 不可超剂量、过快滴注和长期连续用药 5. 严禁混合配伍，谨慎联合用药
相互作用	1. 本品与氨基糖苷类药物（如硫酸庆大霉素）反应产生沉淀，稀释本品所用的注射器、针头应避免与氨基糖苷类药物接触 2. 本品与 pH 值低于 4.2 的溶液使用时，可使药物析出，故不得使用 pH 值低于 4.2 的溶液稀释
监护要点及监护指标	1. 用药期间监护有无出血倾向 2. 注意监测肝功能指标 3. 用药过程中，应密切观察用药反应，特别是开始 30min。如发现异常，立即停药

疏血通注射液

适应证	用于瘀血阻络所致的中风病中经络急性期
用法用量	静脉滴注，每日 6ml，加于 5% 葡萄糖注射液（或 0.9% 氯化钠注射液）250~500ml 中，缓慢滴注

续表

临床使用要点	
禁忌证	1. 有过敏史及过敏性疾病史者禁用 2. 孕妇禁用 3. 无瘀血证者禁用 4. 有出血倾向者禁用
常见不良反应	皮肤瘙痒、皮疹、感冒症状、过敏样反应、呼吸困难、心悸、头痛、胸闷、头晕、恶心、高热、红斑、结膜充血、结膜炎等
不良反应处理措施	停止给药，对症处理
注意事项	1. 存在个人或家族药物过敏史者易发生不良反应，应谨慎使用 2. 疏血通注射液应即配即用，避免长时间放置 3. 首次滴注疏血通注射液，始用 30min 内应控制在 40 滴内，密切观察用药反应；若无不适，滴速可调至 40~60 滴 / 分钟；如有不适应立即停药，并积极采取相应救治措施 4. 不可超剂量、过快滴注或长期连续用药 5. 严禁混合配伍，谨慎联合用药
相互作用	本品具有抗凝与抑制血小板聚集的作用，在与其他具有抗凝、抗血小板或溶栓作用的药物合并使用时应密切关注出血风险，加强凝血相关指标的监测
监护要点及监护指标	1. 用药期间注意监测有无出血倾向 2. 肝肾功能异常者应谨慎使用，并加强监测 3. 用药过程中，应密切观察用药反应，特别是开始 30min，发现异常，应立即停药并采取救治措施
舒血宁注射液	
适应证	用于缺血性心脑血管疾病
用法用量	1. 肌内注射，一次 2~4ml，一日 1~2 次 2. 静脉滴注，每日 20ml，用 5% 葡萄糖注射液稀释 250ml 或 500ml 后使用

续表

临床使用要点	
禁忌证	1. 对本品或含有银杏叶（银杏叶提取物）制剂及成分中所列辅料过敏或有严重不良反应病史者禁用 2. 新生儿、婴幼儿禁用 3. 月经期及有出血倾向者禁用
常见不良反应	潮红、皮疹、瘙痒、血管神经性水肿、喉头水肿、呼吸困难、哮喘、心悸、紫绀、血压异常、寒战、发热、疼痛、多汗、过敏性紫癜、昏迷、咳嗽、胸闷、口干、食欲减退、恶心、呕吐、腹胀、腹痛、腹泻、便秘，肝脏生化指标异常（如转氨酶上升）、皮下出血点及瘀斑、头晕、头痛、抽搐、震颤、失眠、静脉炎、眼内出血、血尿等
不良反应处理措施	停止给药，对症处理
注意事项	1. 过敏体质者、对乙醇过敏者、心力衰竭者、严重心脏病患者、肝肾功能异常患者、凝血机制或血小板功能障碍者应慎重使用，并加强监测 2. 不建议孕妇、儿童使用此药 3. 严格控制滴注速度和用药剂量。建议滴速小于 40 滴 / 分钟，一般控制在 15~30 滴 / 分钟。禁止使用静脉推注的方法给药 4. 药品与稀释液配药后，应坚持即配即用，不宜长时间放置 5. 不可超剂量、过快滴注或长期连续用药 6. 严禁混合配伍，谨慎联合用药
相互作用	1. 与氨茶碱、阿昔洛韦、注射用奥美拉唑钠存在配伍禁忌 2. 与抗凝药或抗血小板药等同时使用时可能增加出血风险
监护要点及监护指标	1. 用药期间注意监测有无出血倾向 2. 注意监测肝肾功能、凝血功能等指标 3. 用药过程中，应密切观察用药反应，特别是开始 30min。发现异常，立即停药

续表

临床使用要点	
银杏内酯注射液	
适应证	用于中风病中经络（轻中度脑梗塞）恢复期瘀血阻络证
用法用量	静脉滴注，一次 5 支（10ml），用 0.9% 氯化钠注射液 250ml 或 5% 葡萄糖注射液 250ml 稀释后使用，一日 1 次
禁忌证	1. 对本品或银杏类制剂有过敏或严重不良反应病史者禁用 2. 本品含有乙醇、甘油，对乙醇、甘油过敏者禁用 3. 孕妇及哺乳期妇女禁用 4. 合并有出血性疾病或有出血倾向者禁用
常见不良反应	皮疹、瘙痒、寒战、发热、多汗、呼吸急促、胸闷、心悸、潮红、血压异常、紫绀、胸部不适、畏寒、发热、乏力、喉部不适、咳嗽、心悸、胸闷、胸痛、血压升高或降低、头晕、头痛、抽搐、震颤、舌麻木、面唇麻木、感觉减退、烦躁不安、失眠、恶心、呕吐、腹痛、腹泻、腹胀、口干、便血、便秘、紫绀、静脉炎、疼痛等
不良反应处理措施	停止给药，对症处理
注意事项	1. 合并严重心肝肾疾病者、对乙醇（酒精）耐受性差者慎用 2. 用药期间需严格控制滴速，滴注速度不高于 40~60 滴 / 分钟。疗程为 14 天 3. 配药后坚持即配即用，不宜长期放置 4. 严禁混合配伍，谨慎联合用药
相互作用	本品与抗血小板药物、抗凝药物或活血化瘀中药等联合使用时应密切关注出血风险，加强凝血相关指标的监测

续表

临床使用要点	
监护要点及监护指标	1. 用药期间注意监护有无出血倾向 2. 注意监测白细胞计数、肝功能、肾功能、凝血指标、心功能等 3. 用药过程中，应密切观察用药反应，特别是开始30min。用药后出现过敏反应或其他明显不良反应者应立即停药
银杏二萜内酯葡胺注射液	
适应证	用于中风病中经络（轻中度脑梗死）恢复期痰瘀阻络证
用法用量	缓慢静脉滴注。一次1支（25mg），用0.9%氯化钠注射液250ml稀释后使用，一日1次
禁忌证	1. 对本品或银杏类制剂有过敏或严重不良反应病史者禁用 2. 本品含有葡甲胺，对葡甲胺及葡甲胺类制剂过敏者禁用 3. 孕妇及哺乳期妇女禁用 4. 合并有出血性疾病或有出血倾向者、有下肢静脉血栓形成者禁用
常见不良反应	部分患者用药后出现头晕、头昏、眼花、头痛、背痛、颈胀、小便量多、血压异常、疲倦思睡、协调功能异常等
不良反应处理措施	停止给药，对症处理
注意事项	1. 疗程为14天 2. 由于本品药液的pH值为碱性，临床应用过程中必须使用聚氯乙烯（PVC）材质输液器，以防药液与输液器发生反应

续表

临床使用要点	
注意事项	3. 严格按照说明书的要求配制，不得随意改变稀释液的种类、稀释液浓度和稀释溶液用量，不得使用葡萄糖类溶液稀释。配药后应坚持即配即用，不宜长时间放置 4. 用药期间严格控制滴速，首次使用时滴速应控制为 10~15 滴 / 分钟，观察 30min 无不适者，可适当增加滴注速度，但应逐渐提高滴注速度到不高于 30 滴 / 分钟 5. 应单独使用，禁止与其他注射剂混合滴注
相互作用	1. 不得使用葡萄糖类溶液稀释 2. 与抗凝药或抗血小板药等同时使用时可能增加出血风险
监护要点及监护指标	1. 用药期间注意监护有无出血倾向 2. 定期监测肝功能指标（AST、ALT） 3. 用药过程中，应密切观察用药反应，特别是开始用药的前 30min。发现异常，立即停药

第七节　药品储存风险管理

本节总结了溶栓药物、扩张血管药物、改善脑循环药物、神经保护药物、降纤药物、脱水降颅压药物等的储存风险管理内容，具体见二维码。

治疗脑卒中的中成药剂型多样，其稳定性受到原材料性质、制作工艺、包装材料等多重因素影响，一旦贮存环境不符合要求，很容易导致药品变质，如丸剂变硬、散剂结块、水剂霉变、糖浆发酵变味等。中成药口服、注射剂大多需要密封保存；除银杏二萜内酯葡胺注射液外，几乎均不需冷藏；部分药品对光照、湿度有要求，应仔细阅读药品说明书，参照说明书严格执行。中成药剂型及生产厂家繁多，本书收录常用药的贮藏条件见二维码。

参考文献

[1] 中国卒中学会,《中国卒中学会急性缺血性卒中再灌注治疗指南 2024》编写组. 中国卒中学会急性缺血性卒中再灌注治疗指南 2024 [J]. 中国卒中杂志, 2024, 19(12): 1459–1477.

[2] 中华医学会神经病学分会, 中华医学会神经病学分会脑血管病学组. 中国急性缺血性卒中诊治指南 2023 [J]. 中华神经科杂志, 2024, 57(6): 523–559.

[3] 倪小佳, 陈耀龙, 蔡业峰. 中西医结合脑卒中循证实践指南(2019)[J]. 中国循证医学杂志, 2020, 20(8): 901–912.

[4] 中华医学会神经病学分会, 中华医学会神经病学分会脑血管病学组. 中国缺血性卒中和短暂性脑缺血发作二级预防指南 2022 [J]. 中华神经科杂志, 2022, 55(10): 1071–1110.

[5] 霍晓川, 高峰. 急性缺血性卒中血管内治疗中国指南 2023 [J]. 中国卒中杂志, 2023, 18(6): 684–711.

[6] 中华医学会神经病学分会, 中华医学会神经病学分会脑血管病学组. 中国重症卒中管理指南 2024 [J]. 中华神经科杂志, 2024, 57(7): 698–714.

[7] 董欢欢, 吕东蔚. 老年缺血性脑卒中慢病管理指南 [J]. 中西医结合研究, 2022, 14(6): 382–392.

[8] 中华医学会急诊分会. 急性缺血性脑卒中侧支循环评估与干预中国急诊专家共识 [J]. 中华急诊医学杂志, 2022, 31(10): 1310–1315.

[9] 冯凯, 郑志东. 脑梗死急性期中西医结合诊疗专家共识 [J]. 中西医结合心脑血管病杂志, 2024, 22(07): 1153–1162.

[10] 中华医学会老年医学分会老年神经病学组, 北京神经科学学会血管神经病学专业委员会, 心源性卒中治疗中国专家共识组. 心源性卒中治疗中国专家共识 (2022)[J]. 中华医学杂志, 2022, 102(11): 760–773.

[11] Zhou H, Zhang S, Sun X, et al. Lipid management for coronary heart disease patients: an appraisal of updated international guidelines applying Appraisal of Guidelines for Research and Evaluation II–clinical practice guideline appraisal for lipid management in coronary heart disease [J]. J Thorac Dis, 2019, 11(8): 3534–3546.

[12] 张谦, 冀瑞俊, 赵萌. 中国卒中学会中国脑血管病临床管理指南撰写工作委员会. 中国脑血管病临床管理指南 (第 2 版)(节选)——第 5 章脑出血临床管理 [J]. 中国卒中杂志, 2023, 18(9): 1014–1023.

[13] 中华医学会神经病学分会, 中华医学会神经病学分会脑血管病学组. 中国脑出血诊治指南 (2019)[J]. 中华神经科杂志, 2019, 52(12): 994–1005.

[14] 中华医学会神经外科学分会, 中国医师协会急诊医师分会, 中华医学会神经病学分会脑血管病学组, 国家卫健委脑卒中筛查与防治工程委员会. 高血压性脑出血中

国多学科诊治指南［J］. 中国急救医学，2020，40（8）：689–702.

［15］中华医学会神经外科学分会，中国医师协会急诊医师分会，国家卫生健康委员会脑卒中筛查与防治工程委员会. 出凝血功能障碍相关性脑出血中国多学科诊治指南［J］. 中国急救医学，2021，41（8）：647–660.

［16］程忻，仲伟逸，董漪，等. 中国脑血管病临床管理指南（第2版）（节选）——第6章蛛网膜下腔出血临床管理推荐意见［J］. 中国卒中杂志，2023，18（9）：1024–1029.

［17］中华医学会神经外科学分会，中国卒中学会脑血管外科学分会，国家神经系统疾病医学中心，等. 中国破裂颅内动脉瘤临床管理指南（2024版）［J］. 中华医学杂志，2024，104（21）：1940–1971.

［18］Greenberg SM，Ziai WC，Cordonnier C，et al. American Heart Association/American Stroke Association. 2022 Guideline for the Management of Patients With Spontaneous Intracerebral Hemorrhage：A Guideline From the American Heart Association/American Stroke Association［J］. Stroke，2022，53（7）：282–361.

［19］National Clinical Guideline for Stroke for the UK and Ireland. London：Intercollegiate Stroke Working Party. 2023，www.strokeguideline.org.

［20］Christensen H，Cordonnier C，Kõrv J，et al. European Stroke Organisation Guideline on Reversal of Oral Anticoagulants in Acute Intracerebral Haemorrhage［J］. Eur Stroke，2019，

4(4): 294–306.

[21] Shoamanesh A, Patrice Lindsay M, Castellucci LA, et al. Canadian stroke best practice recommendations: Management of Spontaneous Intracerebral Hemorrhage[J]. Stroke, 2021, 16(3): 321–341.

[22] Hoh BL, Ko NU, Amin–Hanjani S, et al. 2023 Guideline for the Management of Patients With Aneurysmal Subarachnoid Hemorrhage: A Guideline From the American Heart Association/American Stroke Association. Stroke, 2023, 54(7): 314–370.

[23] Treggiari MM, Rabinstein AA, Busl KM, et al. Guidelines for the Neurocritical Care Management of Aneurysmal Subarachnoid Hemorrhage [J]. Neurocrit Care, 2023, 39(1): 1–28.

[24] 中华医学会神经外科学分会小儿学组，中华医学会神经外科学分会神经重症协作组，《甘露醇治疗颅内压增高中国专家共识》编写委员会. 甘露醇治疗颅内压增高中国专家共识 [J]. 中华医学杂志，2019，99(23): 4.

[25] 中华医学会神经外科学分会，中国神经外科重症管理协作组，中国神经外科转化与循证医学协作组，等. 高渗盐水治疗脑水肿及颅内高压的专家共识 [J]. 中华医学杂志，2022，102(17): 1258–1266.

[26] 中华医学会神经病学分会，中华医学会神经病学分会脑血管病学组，中华医学会神经病学分会神经血管介入协作组. 中国蛛网膜下腔出血诊治指南 2019 [J]. 中华神经科杂志，2019，52(12): 1006–1021.

[27] 王永炎，张伯礼. 中医脑病学 [M]. 北京：人民卫生出版社，2007.
[28] 中国缺血性中风中成药合理使用指导规范. 国家卫生计生委脑卒中防治工程委员会. 2017.
[29] 高长玉，吴成翰，赵建国，等. 中国脑梗死中西医结合诊治指南（2017）[J]. 中国中西医结合杂志，2018，38（2）：136-144.
[30] 中华中医药学会. 脑出血中医诊疗指南 [J]. 中国中医药现代远程教育，2011，9（23）：110-112.
[31] 脑出血中西医结合诊疗指南. 中华中医药学会. 2023.
[32] 朱冉冉，王津翔，潘蓓，等. 脑卒中中西医结合康复临床循证实践指南 [J]. 上海中医药杂志，2024，58（06）：1-11.
[33] 缺血性脑卒中（大动脉粥样硬化型）治未病干预指南 [J]. 北京中医药大学学报，2023，46（8）：1076-1087.
[34] 章薇，娄必丹，李金香，等. 中医康复临床实践指南·缺血性脑卒中（脑梗死）[J]. 康复学报，2021，31（6）：437-447.
[35] 薛雅婷，安晓，夏雨，等. 出血性脑卒中患者颅内压管理的最佳证据总结 [J]. 中国实用护理杂志，2023，39（18）：1429-1435.
[36] 李光硕，赵性泉. 英国国家卒中临床指南 2023 版要点及解读——出血性卒中 [J]. 中国卒中杂志，2023，18（12）：1365-1369.
[37] 国家卫生健康委员会脑卒中防治专家委员会房颤卒中防治专业委员会，中华医学会心电生理和起搏分会，中国

医师协会心律学专业委员会. 达比加群特异性逆转剂依达赛珠单抗的临床应用专家共识［J］. 中华心律失常学杂志, 2020, 24(2): 113–122.

［38］杜佳芮，程小育，侯雪芹，等. 抗血栓药物逆转策略概述［J］. 中国医学前沿杂志（电子版），2023，15(8): 1–9.

［39］赵淑娟，洪雪姣，马培志，等. 凝血因子 Xa 直接抑制剂的特异性逆转剂：andexanet alfa［J］. 中国新药与临床杂志, 2019, 38(1): 14–18.

［40］赵淑娟，孙俊，陈博雅，等. Andexanet alfa 的药理作用及临床评价［J］. 中国临床药理学杂志，2019(10): 1044–1048.

［41］中国医师协会神经内科医师分会脑血管病专家组. 急性缺血性卒中替奈普酶静脉溶栓治疗中国专家共识［J］. 中国神经精神疾病杂志, 2022, 48(11): 641–651.

［42］Li S，Gu Q H，Li H，et al.Reteplase versus Alteplase for Acute Ischemic Stroke［J］. The New England journal of medicine, 2024, 390(24): 2264–2273.

［43］中华医学会神经病学分会，中华医学会神经病学分会脑血管病学组. 中国急性脑梗死后出血转化诊治共识 2019［J］. 中华神经科杂志, 2019, 52(4): 252–264.